智能机电技术丛书

脊柱微创手术并联机器人设计方法

荆学东 著

上海科学技术出版社

图书在版编目（CIP）数据

脊柱微创手术并联机器人设计方法 / 荆学东著.
上海 : 上海科学技术出版社, 2025.6. -- （智能机电技术丛书）. -- ISBN 978-7-5478-7147-8
Ⅰ. R681.5-39
中国国家版本馆CIP数据核字第20252N2D46号

脊柱微创手术并联机器人设计方法
荆学东　著

上海世纪出版（集团）有限公司
上海科学技术出版社　出版、发行
（上海市闵行区号景路 159 弄 A 座 9F‑10F）
邮政编码 201101　　www.sstp.cn
上海颛辉印刷厂有限公司印刷
开本 787×1092　1/16　印张 8
字数：140 千字
2025 年 6 月第 1 版　2025 年 6 月第 1 次印刷
ISBN 978-7-5478-7147-8/TH·111
定价：80.00 元

本书如有缺页、错装或坏损等严重质量问题，请向工厂联系调换

内容提要

本书聚焦当前研究热点"医疗机器人"领域的脊柱微创手术机器人设计研究。脊柱手术机器人的研究涉及医学、机械工程、控制科学与工程、计算机科学与技术、人工智能等学科,是医工交叉融合的典范。目前在脊柱手术机器人设计研究中,对机器人机构运动学设计和机器人运动控制技术、方法的研究较多,对于零部件尺寸公差对运动链的影响的研究较少,本书在这方面做了尝试。全书主要包括脊柱微创手术并联机器人设计、基于神经网络的脊柱微创手术并联机器人运动学、基于对偶四元数的脊柱微创手术并联机器人的运动学、脊柱微创手术并联机器人运动学仿真及工作空间分析、脊柱微创手术并联机器人的公差分配及优化设计等。

本书主要读者对象包括从事医疗手术机器人研究的科研人员、博士研究生和硕士研究生等。

前　言

脊柱微创手术能减少对患者正常组织的破坏,降低手术创伤,实现较小的手术切口,从而保护神经和血管等正常组织,是目前脊柱手术发展的主要方向。应用机器人实施脊柱微创手术,可以充分利用机器人定位精度高、手术切口小、易于控制、稳定性好的优点,是脊柱微创手术发展的方向之一。当前中国在医疗领域投入使用的脊柱手术机器人的种类和数量均较少,主要依赖进口设备,机器人的购置成本和使用成本依然较高。微创手术机器人的设计依然面临较大挑战。

脊柱在人体皮下,要实时、准确地确定脊柱上椎体的位置,需要基于X射线C形臂获得脊柱的三维影像。理论上,可以用C形臂实时观测到患者椎骨,从而便于机器人实时手术,但这种方式使得患者和医生长时间接受辐射,影响生命健康。总而言之,实施脊柱微创手术的难点主要包括三方面:第一,术野受限,医生无法获得患者个体的准确解剖结构信息;第二,缺乏手术器械的定位导航信息,增加了手术风险;第三,严重依赖术中CT图像,射线累积还会对医生身体产生严重损害。为解决上述问题,需要将机器人技术、导航技术、CT图像技术,与医生的医术和经验相结合,从而达到微创手术的目的。

脊柱手术不同于其他外科手术,主要是椎体的位置难以在手术过程中保持固定不变,脊柱手术导航系统需要保证患者固定,或者将标志固定在脊柱上以实现连续脊柱定位,这种方法增加了手术过程的复杂性,影响了手术效率。因此,脊柱手术导航系统用于脊椎手术方面还处于尝试阶段。但开发适用于脊柱微创手术的机器人,是实现微创手术的前提。这也是当前以色列Mazor公司的Renaissance成为脊柱手术机器人主流的原因。

本书聚焦脊柱微创手术并联机器人设计方法，主要包括6章内容，概述如下：

第1章介绍了脊柱手术机器人的国内外研究现状、脊柱手术机器人分类、本书主要内容及研究意义。

第2章研究脊柱微创手术并联机器人设计，介绍了脊柱手术并联机器人的设计要求、技术设计路线、并联机构选型、相关机器人基本参数确定、并联机构设计方法、机器人驱动及传动部件选型。

第3章介绍了基于神经网络的脊柱微创手术并联机器人运动学，具体内容包括脊柱微创手术并联机器人逆向运动学、基于神经网络的脊柱微创手术并联机器人正向运动学（包括解析解法和基于遗传算法优化神经网络数值解法）。

第4章介绍了基于对偶四元数的脊柱微创手术并联机器人运动学，具体内容包括正向运动学和逆向运动学。

第5章介绍了脊柱微创手术并联机器人运动学仿真及工作空间分析，具体内容包括三维模型的建立、运动学仿真、工作空间分析。

第6章介绍了脊柱微创手术并联机器人的公差分配及优化设计，具体内容包括尺寸公差对并联单链的影响、形位公差的影响、公差优化目标与约束、优化设计方法及优化结果。

研究生张英驰、方义胜、刘君、于文佳参加了书中相关内容的研究工作；本书中的相关研究得到了上海市科委科研计划项目"脊柱微创手术并联机器人的关键技术研究"（项目编号：16090503700）的支持，在此一并表示感谢。

本书可供高校或科研机构机器人工程、机电一体化技术等相关专业的研究生阅读参考，也可供学习和掌握医疗机器人技术的工程技术人员参考。

作　者

目 录

第1章　绪论 ………………………………………………………………… 1
1.1　脊柱微创手术及脊柱手术机器人概述 ……………………………… 1
1.2　脊柱手术机器人国内外研究进展 ……………………………………… 2
　　1.2.1　国外研究进展 ……………………………………………… 2
　　1.2.2　国内研究进展 ……………………………………………… 12
1.3　本书的主要内容及研究意义 ………………………………………… 15

第2章　脊柱微创手术并联机器人设计 ……………………………… 17
2.1　脊柱手术机器人设计要求 …………………………………………… 17
2.2　脊柱手术机器人技术设计路线 ……………………………………… 22
2.3　机构选型 ……………………………………………………………… 22
2.4　脊柱手术机器人相关参数确定 ……………………………………… 24
2.5　脊柱手术机器人并联机构设计 ……………………………………… 25
2.6　脊柱手术机器人驱动及传动部件选型 ……………………………… 27

第3章　基于神经网络的脊柱微创手术并联机器人运动学 ………… 28
3.1　脊柱微创手术并联机器人逆向运动学 ……………………………… 29
　　3.1.1　并联机器人运动描述 ……………………………………… 29
　　3.1.2　并联机器人逆向运动学求解——基于齐次坐标的
　　　　　方法 …………………………………………………………… 31
　　3.1.3　实例计算 …………………………………………………… 33

3.2 基于神经网络的脊柱微创手术并联机器人正向运动学 …………… 35
    3.2.1 正向运动学解析法 ………………………………………… 35
    3.2.2 正向运动学数值法 ………………………………………… 43
    3.2.3 基于遗传算法优化神经网络结构 ………………………… 50
    3.2.4 基于 L-M 算法的正解补偿 ……………………………… 58
    3.2.5 实验结果验证 ……………………………………………… 59

第 4 章 基于对偶四元数的脊柱微创手术并联机器人运动学 ………… 63

4.1 六自由度并联机器人平台概述 ………………………………………… 63
4.2 基于对偶四元数的并联机器人运动学 ………………………………… 64
    4.2.1 对偶四元数简介 …………………………………………… 65
    4.2.2 逆向运动学 ………………………………………………… 68
    4.2.3 正向运动学 ………………………………………………… 69
4.3 运动学正解案例 ………………………………………………………… 71

第 5 章 脊柱微创手术并联机器人运动学仿真及工作空间分析 ……… 74

5.1 三维模型的建立 ………………………………………………………… 74
5.2 运动学仿真过程 ………………………………………………………… 75
5.3 运动学仿真结果分析 …………………………………………………… 81
5.4 工作空间分析 …………………………………………………………… 82
    5.4.1 位置可达工作空间的约束条件 …………………………… 82
    5.4.2 并联机器人位置可达空间的求解方法 …………………… 85
    5.4.3 可达工作空间的推广 ……………………………………… 87

第 6 章 脊柱微创手术并联机器人的公差分配及优化设计 …………… 90

6.1 尺寸公差对并联单链的影响 …………………………………………… 90
6.2 形位公差的影响 ………………………………………………………… 91
6.3 公差优化目标与约束 …………………………………………………… 91
6.4 优化设计 ………………………………………………………………… 94

  6.4.1 优化目标的选择 ·· 94
  6.4.2 粒子群算法 ·· 95
  6.4.3 结构参数优化 ·· 97
附录 基于神经网络和对偶四元数的机器人正向运动学求解 ··············· 99
参考文献 ·· 111

第 1 章　绪　论

1.1　脊柱微创手术及脊柱手术机器人概述

脊柱微创手术是指采用微小手术切口或穿刺通道，借助特殊的器械装置，根据脊柱的解剖结构和手术要求，在导航技术引导下，利用机械臂和辅助器械来完成手术过程的操作。该操作具有手术切口小、组织损伤轻、出血量少以及术后功能恢复快等优势。

由于机器人具有定位精度高、动作精细、工作性能稳定、可重复编程应用等特点，可以克服医生手术时的疲劳和抖动等不足，因此其早在 1992 年就已经开始被引入脊柱手术。脊柱手术机器人按结构可以分为串联机器人和并联机器人两大类，分别如图 1-1 和图 1-2 所示。

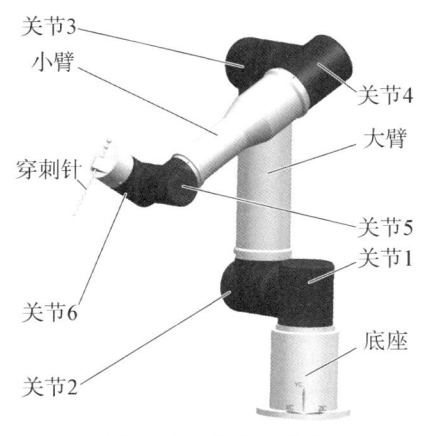

图 1-1　串联机器人

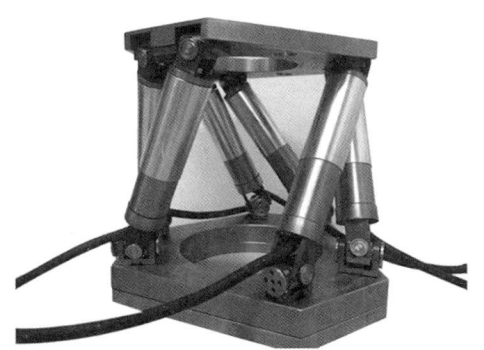

图 1-2　并联机器人

无论哪种类型的机器人，如果要实施脊柱微创手术，都需要解决一个根本问题：手术过程中，机器人末端执行器相对于患者手术目标椎体的精确定位问题。

1.2 脊柱手术机器人国内外研究进展

脊柱微创手术能减少手术本身对正常组织的破坏，降低手术创伤，实现较小的手术切口，从而保护神经和血管等组织，是目前脊柱手术的主要发展方向。近年来，微创手术技术、机器人技术、计算机辅助医疗技术的进步及相互融合，使得手术机器人在脊柱手术的临床应用中取得了较好的效果。机器人辅助外科手术的精确性和稳定性等优势，促使其不断得到医疗界、医疗产业界以及患者的认可。

当前，脊柱微创手术主要包括以下几种类型：

（1）脊柱显微外科技术。利用手术显微镜或放大镜扩大手术视野，在该视野下通过较小的皮肤切口进行手术操作。手术类型包括颈前路手术显微镜下椎间盘摘除术、后路腰椎间盘显微外科摘除术等。

（2）内镜辅助脊柱外科技术。将光纤传感器通过皮肤通道或微小切口送达脊柱手术部位，利用光导纤维成像技术获得清晰的手术视野，并在该视野下进行手术操作。手术类型主要有胸腔镜辅助下脊柱外科手术、腹腔镜辅助下脊柱外科手术和显微内镜辅助下脊柱外科手术。

（3）经皮穿刺脊柱外科技术。利用特殊的器械和装置，经皮穿刺或微小切口，完成脊柱微创手术。

（4）导航系统辅助下脊柱外科技术。首先基于脊柱CT数据构建脊柱三维（3D）模型，再利用软件构建三维手术场景，然后在该场景里模拟手术过程并完成手术优化，最终在导航系统辅助下完成手术操作。

1.2.1 国外研究进展

目前，脊柱微创外科手术主要借助医学影像设备、内镜和显微镜等特殊手术器械，对脊柱疾患进行诊断和治疗[1]。脊柱微创手术始于1963年，Smith等[2]采用在椎间盘内注射木瓜凝乳蛋白酶以解决髓核移位的方法治疗了10位坐骨神经痛患者；1975年，Hijikata[3]完成了局麻下运用髓核钳通过一个5 mm的套管去移除椎间盘组织的经皮腰椎间盘切除术；1983年，Kambin和Gellman[4]利用插入椎间隙的Craig套管实现了髓核摘除；1984年，Ascher[5]首次应用钇铝石榴石晶体激光通过一个约1.21 mm的脊柱穿刺针切除髓核，并通过减少椎间盘内压力来减轻神经根压力；1985 年，Onik[6] 报道了自动式经皮穿刺腰椎间盘切除术，它通过一个 2.5 mm 的套管插入一个自动切割、吸取、冲洗装置完成切除任务。此后，Kambin[7] 通过在经皮椎间盘切除术时增加关节镜监控，推进了这些技术的应用，并改善了椎间盘摘除的显影效果。

当前的微创脊柱外科技术主要包括脊柱显微外科技术、经皮脊柱内固定技术、腔镜与内镜外科技术、介入微创技术。由于微创外科技术提供的术野微小，术中需要经常应用 C 形臂 X 射线机定位以保障操作安全；然而，两次 C 形臂摄影间隙，需要医生依照自身经验及上一次 C 形臂定位图像进行操作，对医生自身技术要求较高。同时，长时间、大剂量的 X 射线辐照对手术医生损伤较大，导致部分医生对这项技术望而生畏。为解决上述问题，目前应用的方法主要是在手术过程中引入导航技术和机器人技术。

脊柱手术最常用的导航系统包括依赖 CT 的导航和依赖 X 射线的导航两种，主要用于螺钉的植入、颈椎前路减压术、脊柱矫形以及内镜脊柱外科等。依赖 CT 的导航在术前通过 CT 对脊柱行三维重建、制订手术计划，并在脊柱上标记 3～6 个易分辨的标记点，术中通过配有动态参考系统的操作器械（通常为 C 形臂）进行点对点匹配（点配准），完成配准后钻孔植入螺钉。在导航系统的引导下，经关节螺钉与经椎弓根螺钉植入安全精确，故较多应用于颈椎及上胸椎手术。依赖 X 射线的导航则通过 X 射线获得图像（通常使用 C 形臂），再通过软件引导植入椎弓根螺钉。因为无须术前模拟，术前准备时间可缩短，但其缺点是无法获得重建的三维图像，故主要用于腰椎及下胸椎手术。

尽管导航技术在脊柱外科应用最早，但远不如在关节外科应用得广泛，其主要原因在于导航技术操作较为烦琐，会影响手术效率。近年来，人们通过将导航系统与机器人系统结合，提高了手术作业的精确性，不但术前可模拟手术，而且 X 射线下操作时间短的优点愈加明显，这给导航技术在脊柱外科的应用指明了方向。

最早有机器人参与辅助工作的脊柱手术可以追溯到 1992 年法国格勒诺布尔医学院（Faculté de Médecine de Grenoble）[8] 的一次手术，此次手术使用了一台 PUMA260 机器人，配合 CT 图像识别以提高手术的精度。

在脊柱手术机器人发展的早期阶段，受限于机器人技术的研究进展，机器人辅助的脊柱手术中仍然是以经导航系统辅助的串联工业机器人为主。

直到 2004 年，SpineAssist（以色列 Mazor 机器人技术有限公司）成为首个通过美国食品药品管理局（FDA）批准的脊柱外科手术机器人，并且至今仍然是世界范围内使用最为广泛的脊柱外科手术机器人[9]。SpineAssist 是一种共享控制机器人,支持医生和机器人控制器同时对机器人末端器械的动作进行控制。其导航功能优于传统的术中计算机导航,传统导航要求外科医生先手动遵循操作、预先规划的轨迹进行一次移动,这对医生的手术水平有较高要求,并且需要较多的训练;而 SpineAssist 可以通过计算机导航沿预定轨迹定位并进行规划,从而减少医生熟悉手术流程及手动引导所需的复杂训练[10-11]。SpineAssist 是具有六个自由度的并联机器人(图 1-3),它采用了 Stewart 平台结构,在上平台装有为钻孔螺钉提供定位的引导工具,具体的钻孔过程仍然需要由医生来完成[12]。

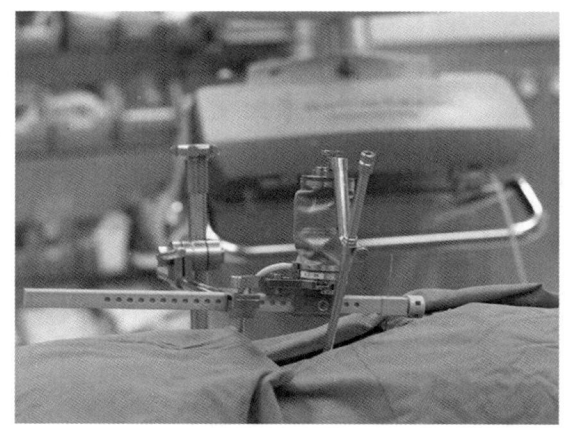

图 1-3　SpineAssist 脊柱手术机器人

使用 SpineAssist 执行脊柱手术通常需要五个主要步骤[13]:第一步,在对手术目标脊柱区域进行精细的术前 CT 扫描后,由医生在机器人本地控制软件中创建椎弓根螺钉植入轨迹。利用这些轨迹及其专有的解剖算法,SpineAssist 可以计算出最佳的螺钉尺寸和植入对准的方向及坐标[14]。如果无法获得术前 CT 扫描,或者需要修改预定的椎弓根螺钉植入轨迹,也可以在术中创建或更新轨迹。第二步,手术时患者俯卧,将安装框架连接到患者的脊柱上,以进行图像对准。第三步,固定好框架并放置图像对齐基准后,导航系统将捕获六张透视图像,并将其与术前图像同步存储在 SpineAssist 软件中。SpineAssist 的优势在于支持不同成像方式的图像进行配对,可以根据需要将术前 CT 扫描与术中荧光检查进行同步。借助这些图像及其专有的三维标记,机器人可以准确地确认动平台的当前位置,建立操作区域并独立记录每个椎骨的信息。第四步，将机器人安装到安装框架上，根据规划的轨迹自动对齐并确认位置的准确性；确认无误后，将插管的扩张器穿过固定在并联机器人上平台的手术引导工具，然后再放置钻头导向器和导丝。第五步，使用导丝放置螺钉，然后将机器人硬件拆除并从患者身上移开。

  由于 SpineAssist 在脊柱手术中的广泛应用，因此也有许多研究介绍了其主要问题[12,15]。例如，定位工具之间的碰撞导致沿着预定轨迹完成手术具有一定的困难。另外，螺钉入口点处的插管可能会滑动，导致螺钉定位偏离所需位置。Ringel 等[12]采用经皮方法，将一根克氏针连接到棘突上，将两个销钉连接到后上棘上，发现由于克氏针不稳定，导致钻套位置不正确以及打滑。最重要的是，即使 SpineAssist 的导航系统可以减少术中 CT 扫描的次数，但术前 CT 扫描仍旧必不可少，因而对医生仍有一定的放射性危害。

  Renaissance 是 Mazor 公司于 2011 年推出的第二代脊柱机器人（图 1-4），它与第一代的 SpineAssist 采用了类似的机械结构，同时在软件和硬件方面有所改进，软件上升级了图像识别算法，硬件上支持在螺钉入口点附近进行磨骨方式取平，从而避免引导套在曲面上打滑[16]。与 SpineAssist 类似，Renaissance 的定位准确率在 85% 以上[10-11,17]；却也面临着与 SpineAssist 类似的不足，即螺

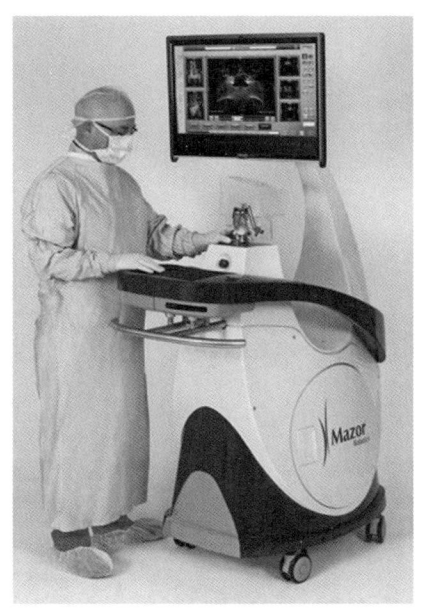

图 1-4　Renaissance 脊柱手术机器人

钉定位的准确性仍待提升[15]。

在脊柱手术机器人系统中，比较具有代表性的为 Mazor 公司在 Technion 开发的 MARS 系统基础上研发并推出的 SpineAssist 系统，如图 1-5 所示。该系统可进行椎弓根螺钉手术和经椎板关节突螺钉固定手术，是目前唯一可用于脊柱微创手术的商业化产品，其主要功能是为脊柱融合术中的螺钉人工植入过程提供精确的方向导引。尽管 MARS 系统显著提升了术中植入螺钉的精确度，但是其校正与配准的时间之长却让临床医生抱怨，同时，将框架固定在患者身上的定位方式也增大了手术创伤，且系统本身的并联机构设计限制

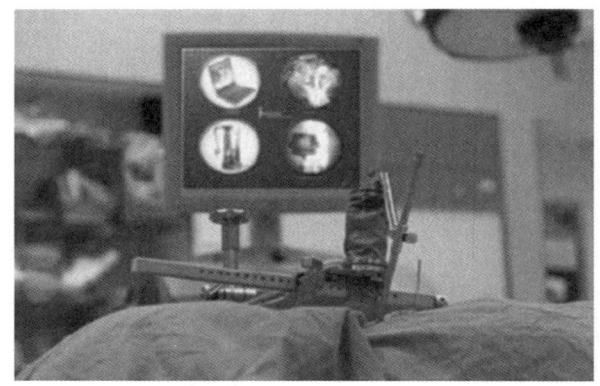

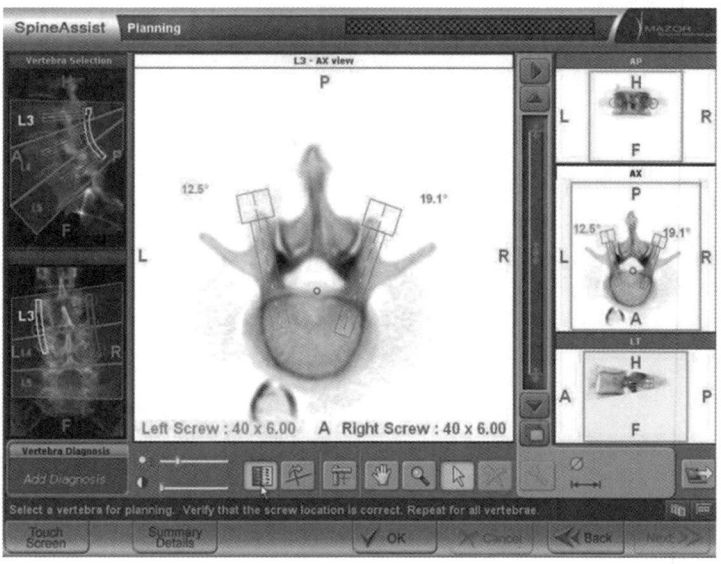

图 1-5　SpineAssist 手术机器人系统

了该系统的工作空间。作为典型的器械导引型系统,其主要优势在于,微创介入手术时间短,能显著减少辐射暴露,且植入精度比手工操作提高。然而在本质上,SpineAssist 还是一个器械导引装备,不能主动进行手术操作。另外,该系统仅适用于两到三节脊椎的手术,在脊柱矫形等需要操作更多椎段的手术中,其应用受到明显挑战。尽管如此,SpineAssist 仍然是市场上唯一成熟的脊柱手术机器人系统。

SpineAssist 系统的关键设备是一个六自由度的并联机构,主要用于在脊柱手术过程中半自主定位手术工具(图 1-6)。该设备直径 50 mm,高 80 mm,重约 250 g。SpineAssist 系统用户界面友好,软件系统能辅助术前规划过程,可以获得植入物的尺寸、进入点、进入角度和植入路径;术中能够配准术前 CT 图像和术中透视图像,并可在手术过程中控制 SpineAssist 操作器到达规划位姿,并自动选择最适合的导引臂尺寸。将导引臂安装到 SpineAssist 机器人平台上,每个手臂配有一个骨钻引导套,最终由医生使用骨钻完成钻孔操作,如图 1-6 所示。

SpineAssist 设备系统提供两类固定机器人装置,包括脊柱棘突钳和 Hover-T 微创框架(图 1-6)。在进行脊柱手术时,这两类固定机器人装置需

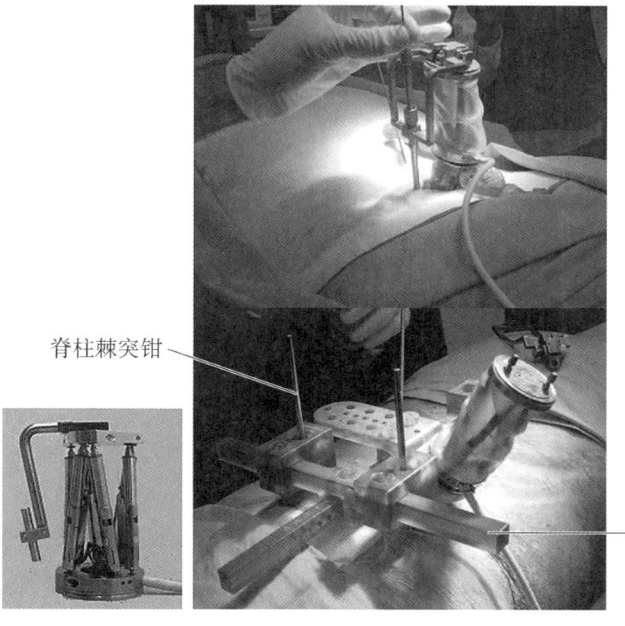

图 1-6　SpineAssist 手术机器人结构及手术定位方式

要安装在患者的脊柱上。其中,脊柱棘突钳固定在单个脊柱棘突上,可支持在邻近的三个椎骨上开展手术操作;而 Hover-T 微创框架需要在脊柱上选择三个固定点,为 SpineAssist 设备提供 19 个安装位置,从而实现更大的操作范围和更多的手术类型。综合考虑患者个体差异、CT 及 C 形臂图像变形等因素,SpineAssist 可以达到螺钉植入偏差小于 1.5 mm。

图 1-7 所示 Mazor X 是 Mazor 公司于 2016 年在北美脊柱学会(NASS)年会上发布的最新产品,其主体部分采用与前两代不同的串联结构,加大了运动范围,降低了对动平台搭载的定位工具的依赖,并在机械臂上增加了一个集成的线性光学摄像头。该摄像头可以对工作环境进行体积评估,具备自我位置检测以及避免术中碰撞的功能。将参考销钉植入患者的脊柱后,摄像头可以进行术中三维扫描,确定每个脊柱锥体的位置,从而提高了手术的准确性[18]。

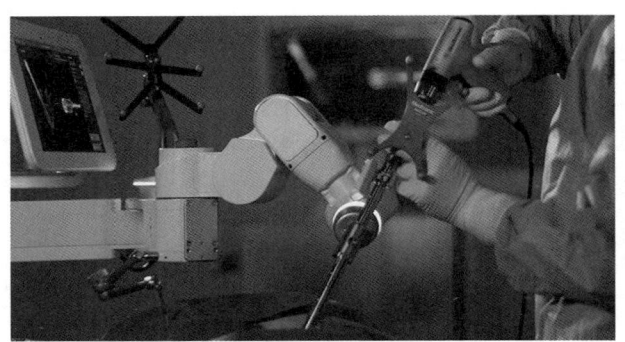

图 1-7　Mazor X 脊柱手术机器人

法国的 Zimmer 公司于 2016 年推出了经过 FDA 批准的脊柱手术机器人 ROSA(Robot of Stereotactic Assistant) Spine(图 1-8)。其技术来源于 2012 年经过 FDA 批准的 ROSA Brain 颅脑手术机器人。与 Mazor X 相似,ROSA 利用安装在其移动基座上的导航摄像头来引导椎弓根的切入点并优化轨迹[19]。由多个摄像机组成的立体导航系统,可以改善 SpineAssist 中存在的一些问题。虽然 SpineAssist 无法在术中准确识别并跟踪患者的动作,但 Mazor X 和 ROSA 却可以利用其摄像头来跟踪患者的动作,并据此实时调整机器人的位姿。然而,与 Mazor X 一样,由于缺乏全面的数据,这款新发布的机器人尚未在学术文献中得到广泛验证[20]。

与 Mazor 推出的机器人类似,ROSA 也需要进行术前 CT 扫描以获取导航参考图像,然后通过软件执行自动图像配准和三维模型重建。医生需要融

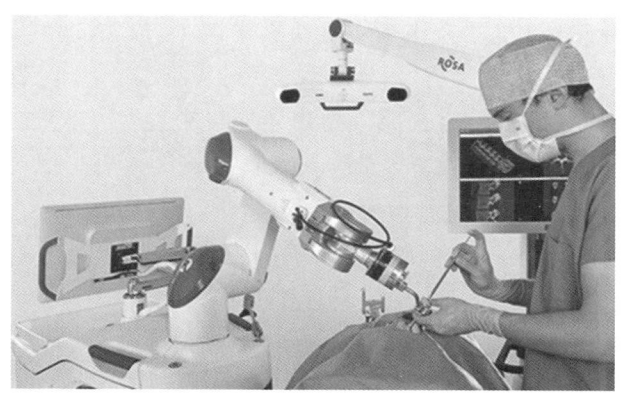

图 1-8 ROSA Spine 脊柱手术机器人

合术前和术中的 CT 扫描数据,完成三维轨迹规划[21]。

ROSA 具有与大多数机器人相似的局限性,主要包括:①学习曲线陡峭,需要有经验的外科医生;②无法创建预定的螺钉轨迹;③需要长时间设置机器人。此外,还需注意不能触摸或移动摄像头阵列,以免软件误将其记录为患者身体的运动,从而导致螺钉放置位置不当。ROSA 的主要优势在于其术中对患者身体的三维映射实时指导功能,但是,如果患者在手术过程中存在较大移动量,则 ROSA 的实时指导将失去精准度[21-22]。

图 1-9 所示达芬奇手术系统由 Intuitive Surgical 开发,并于 2000 年获得 FDA 批准,用于常规腹腔镜手术[20,23]。达芬奇手术系统给医生配备具有三维

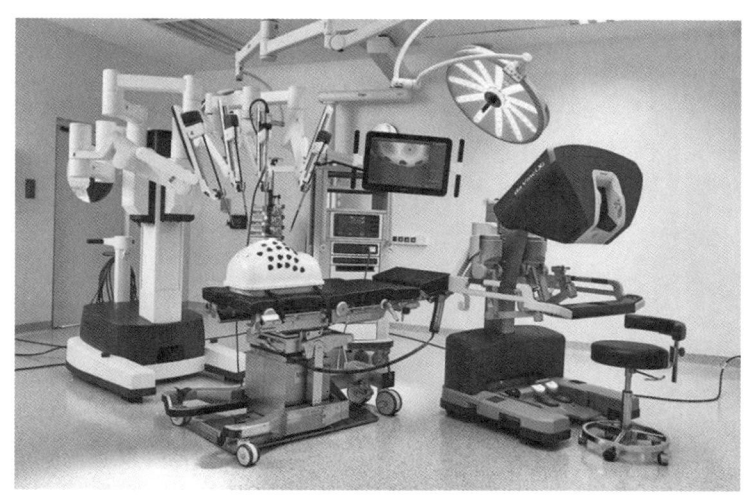

图 1-9 达芬奇手术系统

视觉的屏幕,从而允许机器人作为医生手臂的延伸,支持通过操作手术模型进行远程手术[24]。凭借广泛应用,达芬奇手术系统积累了丰富的研究数据,大量结果表明,其与传统腹腔镜检查相比具备出色的可视性[25-28]。此外,达芬奇手术系统还具备七个自由度,以及具有震颤过滤和改进的人机工程学的优点[29-30]。

与其他脊柱手术机器人相比,达芬奇手术系统具有相对繁复的配置,包括医生操作台、手术仪器车、装有手术光源附件的视觉系统车,以及多个操作臂[30]。它的两个摄像头可以提供三维视觉效果。虽然达芬奇手术机器人的主要应用领域并不在脊柱手术,但由于其广泛的适用性以及长期的临床经验,已被用于多例脊柱手术中,包括前腰椎椎间融合术、胸腰椎神经纤维瘤切除术、椎旁神经鞘瘤切除术和经口齿状突切除术[31-33]。

由 Globus Medical 公司于 2017 年推出的 Excelsius GPS 在脊柱手术领域具有巨大的应用潜力[29],如图 1-10 所示。该机器人具有术中实时成像、自动补偿患者运动,以及通过刚性外臂无须使用 K 线或夹具直接插入螺钉的功能。如果钻削工具或参考框架发生移动,则机器人的监视器会立即提供反馈[29,34]。虽然该机器人与 Mazor X 和 ROSA 具有一定的相似度,但是有关该机器人实际精度的研究还较少。

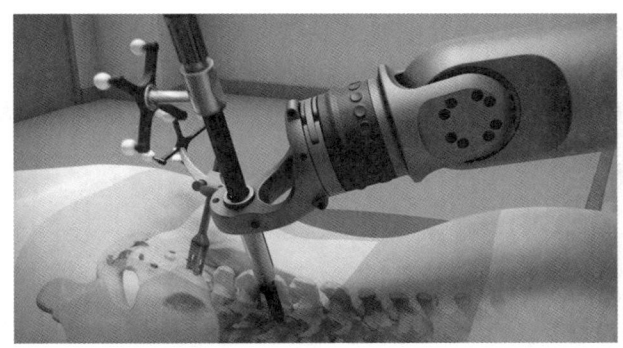

图 1-10 Excelsius GPS 脊柱手术机器人

德国的 Brainlab 发布了一种用于脊柱手术的被动机械臂,如图 1-11 所示。该臂具有七个自由度,可以通过组装用于不同手术的特定模块来实现适应多样化手术的功能。Cirp 系统可与 Brainlab 导航系统配合使用,通过固定在脊柱上的刚性固定件,沿预定的钻孔轨迹进行被动的精确定位和对齐。此外,带有可追踪套管针的自动机器人对准模块可用于钻孔,已经有 Cirq 成功使用于临床手术的案例[35]。

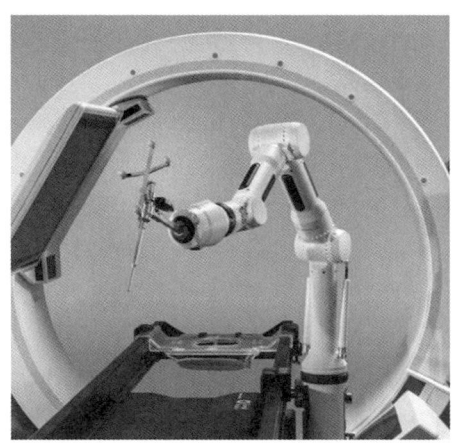

图 1-11 Brainlab Cirq 脊柱手术机器人

韩国研究人员发明了三种不同的外科手术机器人,它们都是为经椎弓根固定术设计的。2005 年,汉阳大学的一个团队发布了 SPINEBOT,这是一款具有自动钻孔功能的机器人[36-37]。SPINEBOT 使用的内部算法和基于球形反射标记的光学跟踪系统,可对手术工具和患者进行精准定位。2009 年,浦项科技大学(POSTECH)的一个团队将 SPINEBOT 的算法和跟踪系统与另一种机器人配合使用,形成协作机器人助手(CoRA)。这是一种功能更强大的原型机,能够自动插入螺钉并提供触觉反馈。研究人员在 2010 年的一项研究中使用了完全重新设计的 SPINEBOT(SPINEBOT v2),如图 1-12 所示,该机器人自由度较少且没有自动钻孔功能[38]。

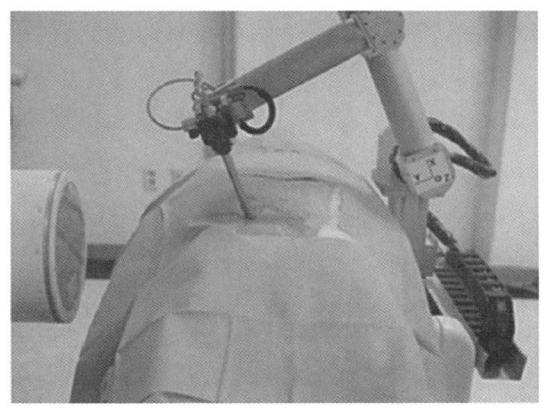

图 1-12 SPINEBOT v2 手术机器人

Boschetti 等[39]在 2005 年提出了医疗环境机器人项目,其宗旨在于研究用于经椎弓根固定手术的钻孔。该项目开发了一套完整的远程操作系统,支持外科医生对数千米外的患者进行手术,同时,该系统可使用定制的 PiRoGa5 设备向外科医生提供触觉反馈。Rosati 等[40]在 2007 年的报告中提出,尽管仍然需要集成 Boschetti 等人提出的光学跟踪设备,但在相距 35 km 的两个城市之间,通过触觉反馈传输和控制一个六自由度工业机器人是可行的。

Jin 等[41]提出了一种新型的用于椎弓根螺钉插入的外科手术机器人,其被称为机器人脊柱外科手术系统(RSSS),其基于配备红外跟踪装置的五自由度 SCARA 机器人。RSSS 的机械设计可确保在断电的情况下机器人不会因自重而倾倒,从而可保障患者的安全。此外,RSSS 还提供了触觉反馈、虚拟固定装置、螺钉植入机制和用于自动钻孔的控制策略,能够识别每个钻孔阶段的力分布并在破坏椎骨之前自动停止操作[42-43]。

1.2.2 国内研究进展

2010 年,第三军医大学新桥医院与中国科学院沈阳自动化研究所联合研发出具有自主知识产权的遥控型脊柱手术机器人样机系统[44-45],如图 1-13 所示。该机器人系统采用工业机械臂(非专用医疗机器人),支持遥控操作,可以远程进行椎弓钉钻孔等操作,为医生提供了手术便利。但是,术中脊椎椎体和机械臂末端的相对位置无法保持固定,存在偏移以及误差,定位精度无法保证,且未见该系统后续使用状况的报道。

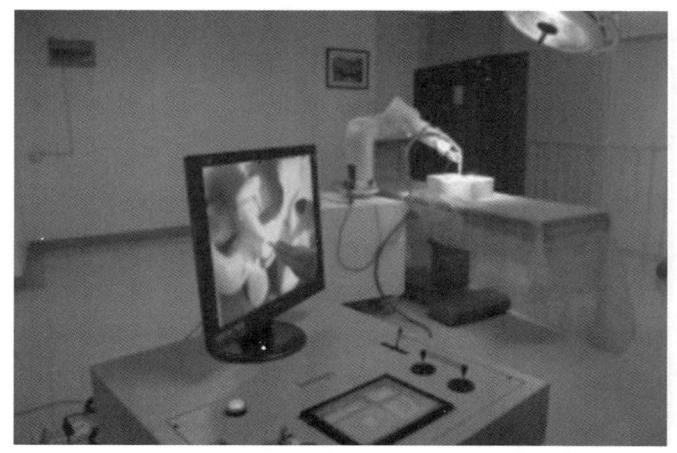

图 1-13 遥控型脊柱手术机器人样机系统

2014年,天津大学、南开大学和天津医科大学总医院联合研制成功妙手机器人系统[45],如图1-14所示。该机器人系统可完成复杂的缝合打结运动操作,主要用于腹腔微创手术,但并不满足脊柱微创手术的要求。

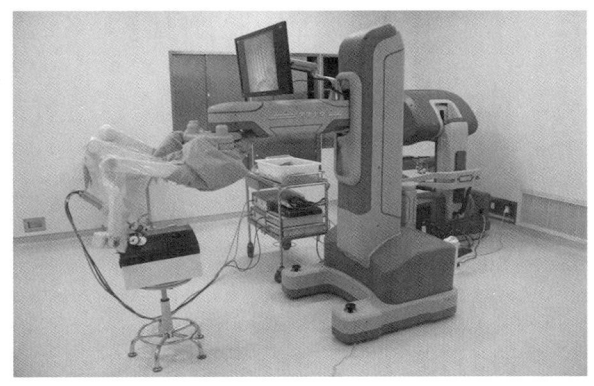

图1-14 妙手机器人系统

2015年,北京航空航天大学、北京天智航医疗科技股份有限公司、中国科学院深圳先进技术研究院与北京积水潭医院联合研制出基于力反馈的主从动控制一体化脊柱手术机器人[46],如图1-15所示。该机器人操作手术的定位精度小于1 mm,已经完成了基于术中实时三维影像的机器人辅助脊柱胸腰段骨折的微创内固定手术。其为一名椎体骨折患者经皮植入六枚椎弓根螺钉,也为一位复杂上颈椎畸形伴颅底凹陷的患者成功实施了世界首例寰枢椎经关节突螺钉内固定手术。虽然成功实施了手术,但该机器人的后续研究以及临

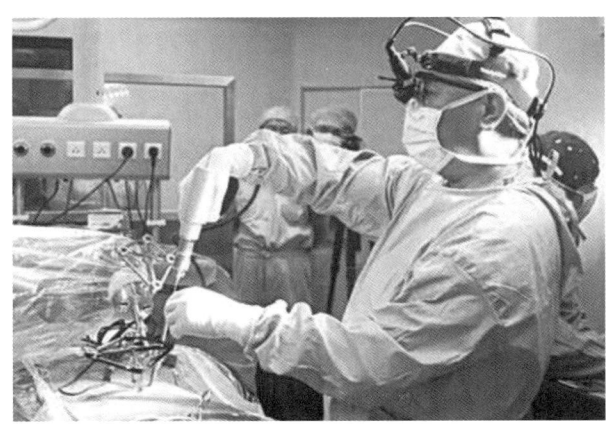

图1-15 基于术中实时三维影像的脊柱手术机器人

床应用仍十分少见。

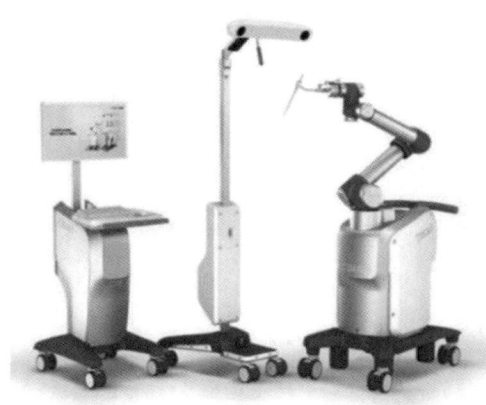

图1-16 "天玑"骨科手术机器人

章仁杰等[47]总结了国产骨科手术机器人"天玑"系统辅助椎弓根螺钉植钉手术的使用状况。"天玑"骨科手术系统虽然并非专门的脊柱手术机器人，但是作为骨科类手术机器人，其具备了一定的通用性，也可用作椎弓根螺钉植钉。如图1-16所示，该机器人包括一个总控台（图左）、一个视觉装置（图中）和一个串联机械臂（图右）。经"天玑"辅助完成椎弓根螺钉植钉的所有患者，术中、术后均未发生骨科手术机器人相关并发症（医源性神经和血管损伤）。"天玑"骨科手术机器人辅助胸腰椎椎弓根螺钉内固定手术时，一次植钉（导丝）精确性较高，且不易导致并发症。但是，植钉位置不良的问题却较易发生。位置不良导丝经二次规划后的成功率为65.7%，总成功率为98.4%。

郭保强[48]研究了用于脊柱手术的3-RPS并联机器人，如图1-17所示。该研究采用三坐标测量机对3-RPS并联机构进行标定，并通过实验进行了证实。但是，目前尚未见该机器人临床应用的相关报道。

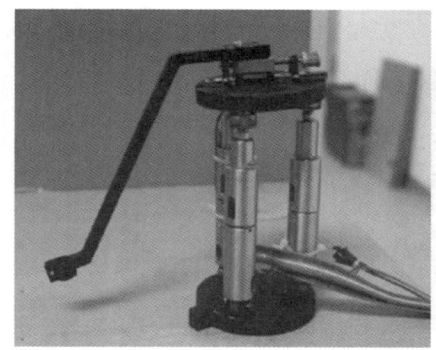 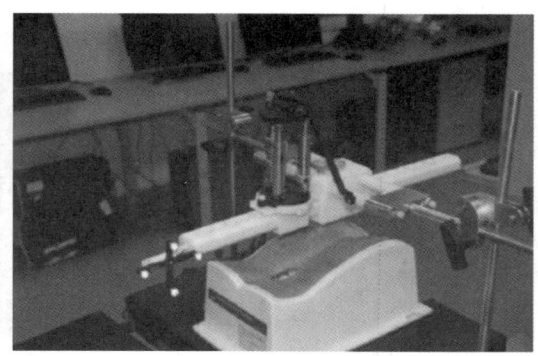

图1-17 脊柱固定设备和并联机器人

杜海龙[49]对基于Stewart平台的复位机构开展研究（图1-18），对该机构进行了性能和精度测试。该研究引入串并联骨折复位机构构型及混合驱动系统,建立了适用于计算机辅助技术的长骨骨折分型方法,完成术前复位路径规划并实现了闭环控制。但是,目前尚未见该机器人的临床应用报道。

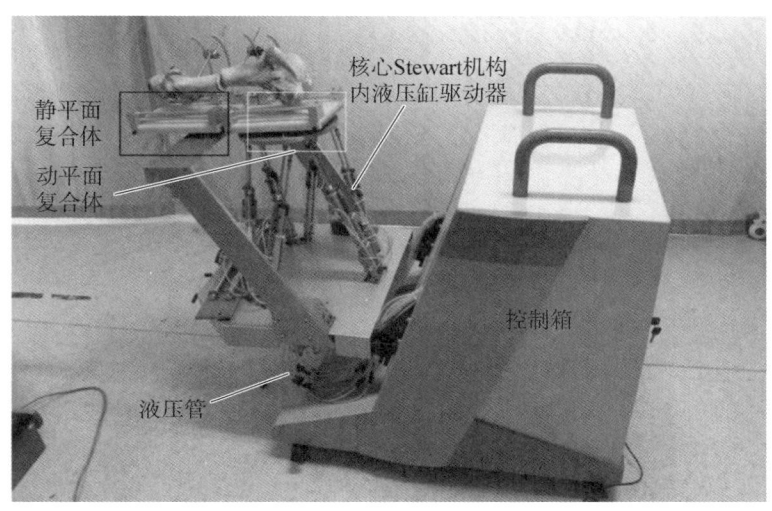

图 1-18　智能骨科辅助手术设备

综上所述,实施脊柱微创手术的难点主要包括三方面:第一,术野受限,医生无法获得患者个体的准确解剖结构信息;第二,缺乏手术器械的定位导航信息,增加了手术风险;第三,严重依赖术中 CT 图像,其射线累积会对医生身体产生严重损害。为解决上述问题,需要将机器人技术、导航技术、CT 图像技术,与医生的医术和经验相结合,从而达成微创手术的目标。

脊柱手术不同于其他外科手术,主要是椎体的位置难以在手术过程中保持固定不变,脊柱手术导航系统需要保证患者固定,或者将标志固定在脊柱上以实现连续脊柱定位,这种方法增加了手术过程的复杂性,影响了手术效率。因此,导航系统用在脊椎手术方面还处于尝试阶段,开发适用于脊柱微创手术的机器人,是实现微创手术的前提。

1.3　本书的主要内容及研究意义

基于脊柱具有一定灵活度的结构特点,本书作者团队确定的总体研究目标是:针对进行开放、MIS 及皮后入路脊柱手术,脊柱侧弯等复杂脊柱畸形手术,椎弓根螺钉固定-短/长阶段融合,经关节面螺钉和经椎板关节面螺钉固定,脊柱肿瘤手术,DBS 植入这六种手术,开展脊柱微创手术机器人系统研究。

该机器人系统不但能够实现手术椎体和机器人之间的准确定位,而且能够根据植入物的尺寸、进入点、角度和植入路径等信息,精确引导手术刀完成手术作业。

通过对国内外众多微创手术并联机器人的研究,本书在脊柱微创手术机器人的机构设计中舍弃了将串联机器人作为机器人本体的想法。这是因为串联机器人具有运动惯性大、重量负载比小、运动位姿累计误差大等缺陷,并不适合脊柱微创手术的需求。最终采用在累计误差、负载比、运动惯性、体积等方面均具有较大优势的并联机器人作为本体搭建。结合临床手术要求和并联机器人平台本身的特性,期望其在微创经皮后路脊柱手术、脊柱侧弯等复杂脊柱畸形手术、脊柱融合手术以及脊柱肿瘤手术等领域辅助医生治疗,提高医疗效果。

脊柱手术机器人的研究涉及医学、机械工程、控制科学与工程、计算机科学与技术、人工智能等学科,是医工交叉融合的典范。目前脊柱手术机器人的设计研究中,对机器人机构运动学设计和运动控制技术的探索较多,而对于零部件尺寸公差对运动链的影响方面的研究不足,本书就此做了尝试,主要研究内容如下:

1) 脊柱微创手术并联机器人设计

具体研究内容包括脊柱手术并联机器人的设计要求、技术设计路线、并联机构选型和设计方法、机器人基本参数确定、机器人驱动及传动部件选型。这些内容是手术机器人设计和运动控制的前提。

2) 基于D-H变换的脊柱微创手术并联机器人运动学

具体研究内容包括:基于D-H变换建立脊柱手术并联机器人的运动学方程,并依此研究脊柱微创手术并联机器人的逆向运动学;针对并联机器人正向运动学求解难题,基于神经网络技术提出脊柱微创手术并联机器人正向运动学求解方法,包括解析解法和基于遗传算法优化的神经网络数值解法。

3) 基于对偶四元数的脊柱微创手术并联机器人运动学

具体研究内容包括基于四元数法建立机器人的运动学方程、完成正向运动学和逆向运动学求解。

4) 脊柱微创手术并联机器人运动学仿真及工作空间分析

具体研究内容包括并联机器人三维模型的建立、运动学仿真、机器人工作空间分析。

5) 脊柱微创手术并联机器人的公差分配及优化设计

具体研究内容包括:探究尺寸公差对并联运动单链的影响、形位公差对运动链的影响,明确公差优化目标与约束,提出优化设计方法并呈现优化结果。

第 2 章　脊柱微创手术并联机器人设计

本章研究的脊柱手术机器人,主要为实施 MIS 经皮后入路脊柱手术、脊柱侧弯等复杂脊柱畸形手术、椎弓根螺钉固定-短/长阶段融合、经关节面螺钉和经椎板关节面螺钉固定、脊柱肿瘤手术、DBS 植入这六种手术提供辅助定位功能。这种机器人应称为脊柱手术辅助机器人。在实施上述手术时,机器人要安装位于人体中的定位支架,为脊柱手术刀提供准确的定位。由于手术过程中要承受较大的作用力,因此这种机器人设计的基本要求是刚度大、重量轻。针对这些要求,本章首先给出脊柱手术机器人的设计要求,再提出脊柱手术机器人的技术设计路线;完成机构选型、机构参数确定;最后给出并联机构设计方法。

2.1　脊柱手术机器人设计要求

脊柱作为人体的中轴线,上端承托颅骨,下端支撑腰椎间盘,起着支撑人体、保护内脏和脊髓,以及支持人体运动的功能。脊柱是一个由韧带、关节及椎间盘连接支撑的 33 块椎骨组成的复杂机构。如图 2-1 所示,脊椎骨由周围强韧的韧带相连接,每一个具有灵活度的椎骨之间的相对运动组合使得整个脊柱的运动范围相当大。同时,脊柱作为保护内脏、血管、神经的关键器官,间隔只有一层较薄疏松组织,彼此间仅仅覆盖肌肉,接近体表,这都给脊柱手术带来很大难度。脊柱前后两面围成椎管,内藏脊髓,当周围发生骨折或病变侵入椎管时,极易引起重大病患,甚至小量出血及肉芽组织也可能引起截瘫。由脊柱结构和功能可以看出,脊柱手术的难度和危险性都较大,因此脊柱微创手术机器人的开发目标是保证机器人在实施手术过程中的可靠性和安全性。

典型的脊柱手术类型如图 2-2 所示。
1) 机器人辅助完成脊柱手术满足要求

若计划通过机器人辅助完成脊柱手术,则需要满足以下两个基本要求:

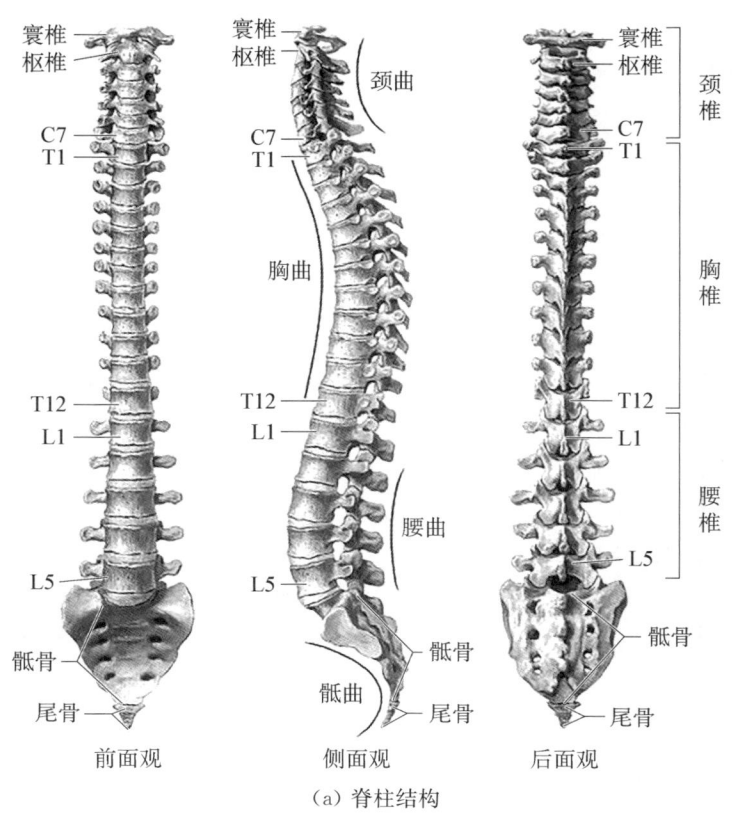

(a) 脊柱结构

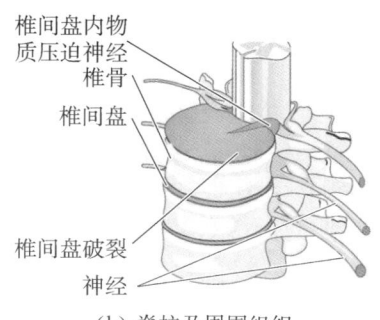

(b) 脊柱及周围组织

图 2-1 脊柱结构及周围组织示意图

（1）手术机器人本体开发。机器人本体的开发是构建脊柱微创手术机器人的基础前提。在机器人辅助脊柱手术过程中，对患部目标定位的导航机构、打入定位桥的脊椎定位导管、扩张手术切口的创口支撑架以及实施手术的末

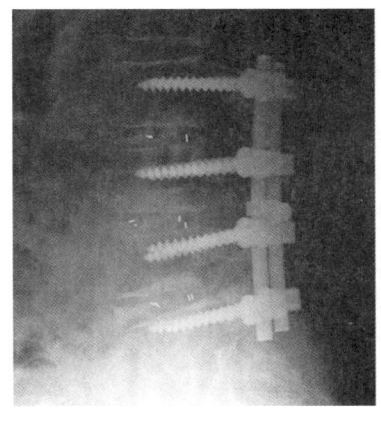　　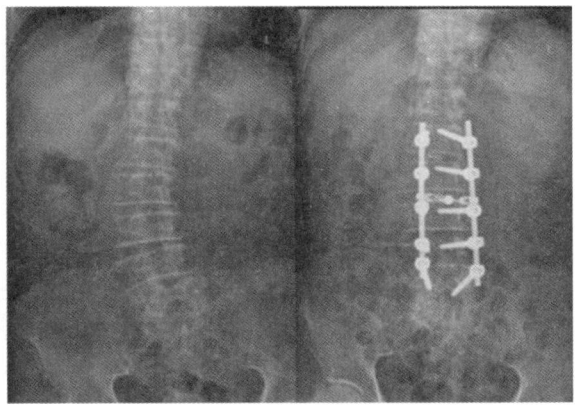

（a）椎弓根螺钉固定手术　　　　　　（b）后路减压椎间植骨融合手术

图 2-2　典型的脊柱手术类型

端执行机构，均固定在机器人本体上。承载这些手术工具的机器人本体设计，为脊柱手术的顺利实施提供了保障。

（2）确保脊柱椎体和机器人本体之间具有准确的相对位置。脊柱微创手术的最大难点在于，手术过程中需要实时确定脊柱患部与手术执行机构之间的相对位置。由于脊柱整体具有灵活性，在手术过程中脊柱的位置甚至会随着患者的呼吸而在不停变化。为保证患者的安全并实现微创手术，医生不能进行大伤口开刀以确定脊柱的实时位置。当然，医生可以通过医疗 CT 和 X 射线机等器械的辅助来把握椎体位置。但这样做的缺点是，由于长时间暴露在有害射线的辐射之下，医生和患者的健康安全均受到一定程度的威胁；这对于患者不仅影响其术后恢复，还会增大并发症发作的可能性。

在脊柱手术实施过程中，需要保持脊柱目标椎体与机器人本体之间具有准确的相对位置。解决方案之一是在患者身体上安装辅助定位桥，如图 2-3 所示。将手术机器人安装在定位桥上，确保机器人本体与脊柱之间的相对位置，进而间接保证脊柱手术目标椎体与手术机器人本体之间的相对位置。

2）手术机器人本体设计满足要求

为满足手术工具在机器人本体上的安装需求，同时确保定位桥安装后的手术定位精度，手术机器人本体设计需满足以下基本要求：

（1）机器人本体灵活轻便。较轻的机器人本体重量能够减轻手术过程中对脊柱的压力，同时能减少因本体重量引起的定位精度的偏差。灵活的末端执行机构能够确保手术实施过程中完成预定的运动规划。

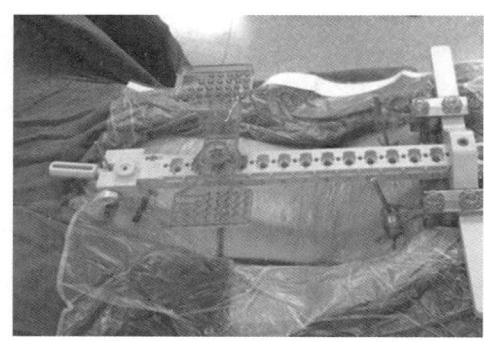
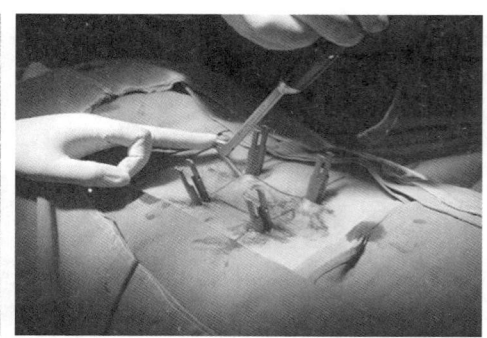

图2-3 脊柱手术定位桥

(2) 机器人重复定位精度高。手术实施过程中要求机器人末端执行器具备高重复定位精度,确保位置参数和姿态参数的准确性、可行性,使其能够满足脊柱微创手术的具体实施需求。

(3) 机器人具有较大的承载比和刚度。在尽可能减轻机器人本体重量的情况下,确保其能够承载手术工具,并抵抗手术过程中末端执行机构的反作用力。

在脊柱微创手术机器人本体设计过程中,只有实现以上三点要求,才能使得机器人在确保安全精准地完成手术的同时,降低对患者的不利影响。

由国内外研究现状分析可知,脊柱微创手术机器人主要分为串联机器人和并联机器人两种,但其发展路线大体遵循着由串联到并联、由大型到小型的方向。串联机器人结构简单,易于控制;而并联机器人(图2-4)则具有刚度

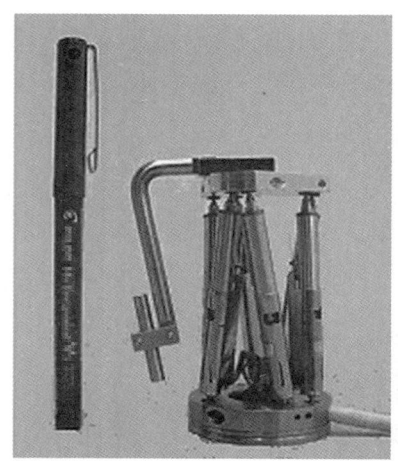
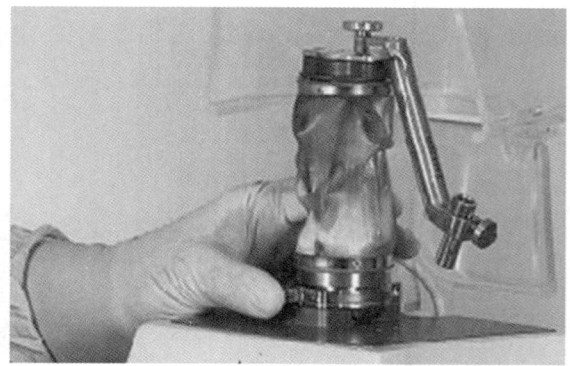

图2-4 并联脊柱手术机器人

大、承载能力强、重复定位精度高、末端执行器惯性小等显著优势。在当前的技术条件下,并联机器人更适合用于机器人脊柱微创手术。

考虑到机器人本体的重量、承受的作用力和运动范围要求,以及脊柱微创手术过程中手术工具的安装要求(特别是微创手术并联机器人要放置在定位桥上,为了保证手术椎体和机器人之间的定位精度,其重量受到严格约束,但承受的作用力又相对较大),结合国内外已经投入临床应用的脊柱微创手术机器人的相关参数和指标,给出并联脊柱手术机器人的设计要求,见表2-1、表2-2。

表2-1 机器人本体参数范围　　　　　　　　　　　单位:mm

符号	含义	范围
ϕ_1	动平台外接圆直径	50～80
ϕ_2	静平台外接圆直径	50～80
h	手术机器人本体高度	80～100

表2-2 机器人运动极限要求

项目	指标
动平台平移极限 X/Y	±20 mm/±20 mm
动平台旋转极限 Z	±6.5 mm
动平台俯仰极限 R_x/R_y	±11°
铰链转动范围 R_z	±30°
重复定位精度	≤0.1 mm
角度直线位移重复定位精度	±0.2 μm
旋转运动角度分辨率	1 μrad
旋转运动重复定位精度	≤0.2°
直线驱动单元最大伸缩速度	10 mm/s
动平台最大旋转速度	15°/s
最大负载	10 N
机器人本体质量	≤500 g

2.2 脊柱手术机器人技术设计路线

依据表 2-1 和表 2-2 中的设计要求,给出脊柱手术机器人技术设计路线,如图 2-5 所示。

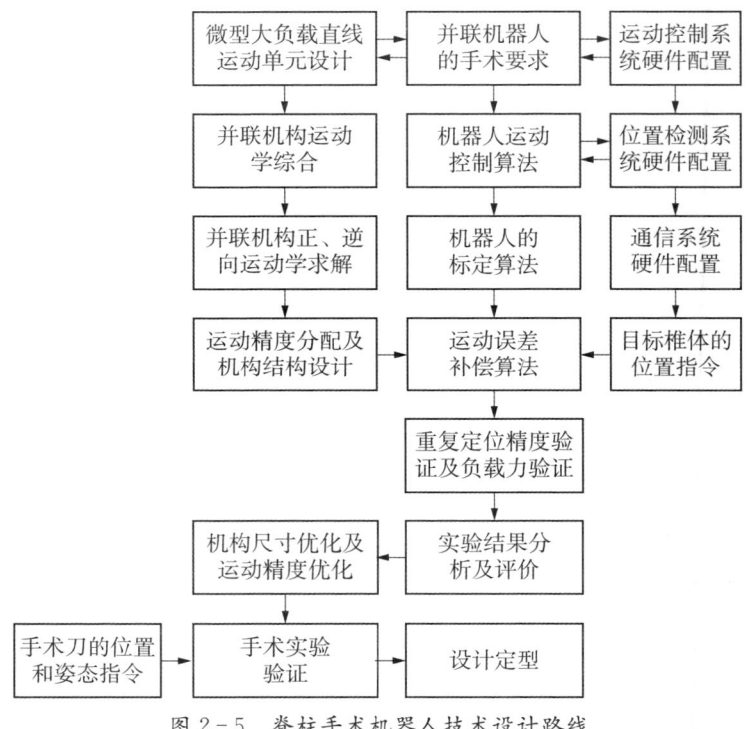

图 2-5 脊柱手术机器人技术设计路线

2.3 机构选型

根据设计要求,脊柱手术机器人采用并联机构。该机构是由独立运动支链、动平台和静平台三个部分组成的闭环结构,一般有两个及以上的独立驱动单元和自由度。其中,三自由度和六自由度并联机构具有稳定性高、结构紧凑和动态响应特性好的特点,应用较为广泛。如图 2-6~图 2-9 所示的四种常用并联机器人机构中,连接上下平台的直线运动单元可独立控制,且在上下平台的约束下互相影响。在这四种并联机构中,以 6-SPS 机构最为典型,该机构又被称

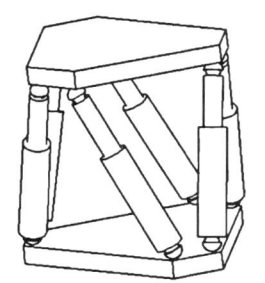
图 2-6 6-SPS 并联机器人

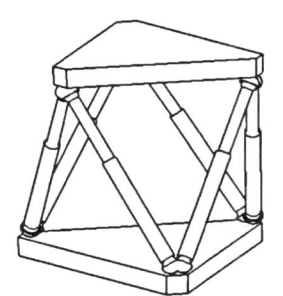
图 2-7 6-SPS 三角机器人

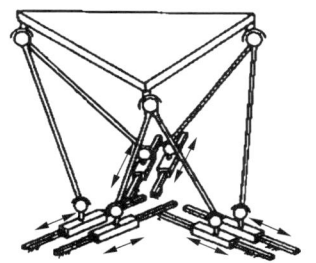
图 2-8 6-PSS 并联机器人

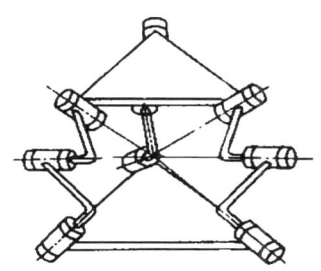
图 2-9 3-RRR 并联机器人

为 Stewart 平台，该构型中具有六个独立直线运动单元，经由铰链连接静平台，字母 SPS 表示该机构运动中球面副、移动副和球面副的运动组合关系。

6-SPS 机构的逆解相对容易取得，能够满足脊柱微创手术机器人应用的需求，本书将此种构型作为手术机器人本体的设计。6-SPS 机构上下动平台和静平台分别为六边形结构，其中上平台作为末端执行器平台，下平台作为机器人本体的固定机架；中间有序地安装有六个直线运动单元，通过球铰链与平台相连接，六个独立运动单元可以使上平台在运动空间中实现六自由度的灵活运动。

如图 2-6 所示，在 6-SPS 机构中，承载机器人末端执行器的动平台与作为机器人固定支架的静平台，通过 6 个直线运动单元相连，上下平台之间由 12 个虎克铰连接。这样的组成结构使得 Stewart 平台具有突出的特点，主要包括：

（1）机构重复定位精度高，不存在累计误差，可以实现较为复杂的运动轨迹；

（2）对称机构使得机器人本体具有很好的同向性，同时负载力较强；

（3）紧凑的装配结构使得各部件之间连接强度大，本体刚性强；

（4）直线运动单元位置更靠近下平台机架，通过使用固定结构使得运动单元的重量较轻，动态运动相应性好，结构惯性力大大降低。

上述特点可以满足脊柱手术的要求。结合脊柱手术的特点、并联机器人的特性、机械加工精度标准、脊柱微创手术环境要求,以及手术执行机构的安装尺寸限制,机器人本体的设计尺寸应尽可能地满足表2-1和表2-2中的设定。

2.4 脊柱手术机器人相关参数确定

如图2-10所示为脊柱微创手术机器人(Stewart平台)运动简图。上平台为承载手术工具的移动平台,以上平台中心为坐标原点建立动坐标系$\{P\}$。上平台六边形结构的末端分别安装六个上平台虎克铰,虎克铰之间构成一个半对称的稳定六边形结构,同时也处于上平台中心圆的圆周上,如图2-11所示。六个动平台虎克铰中心分别为P_1、P_2、P_3、P_4、P_5、P_6。下平台为固定机器人的机架,与移动平台相同,六个虎克铰分布在六边形结构的端点上构成一个半对称稳定结构,同时处于下平台中心圆的圆周上,六个静平台虎克铰中心分别为B_1、B_2、B_3、B_4、B_5、B_6。以下平台的中心为坐标原点,确定坐标系$\{B\}$。六个直线运动单元l_1、l_2、l_3、l_4、l_5、l_6上承移动平台,下接静平台,上下末端分别与虎克铰相连。六个直线运动单元的移动方式为圆柱副,通过内部电机和丝杠传动完成伸缩运动,12个虎克铰接收到驱动力后传递给末端移动平台,完成位置和姿态的控制。

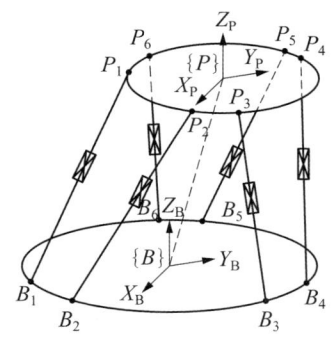
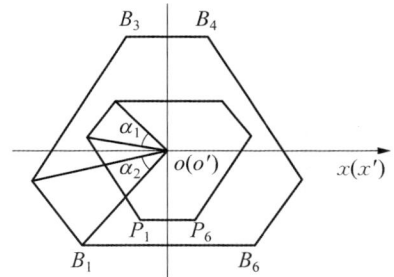

图2-10 Stewart平台运动简图　　图2-11 并联机构坐标系示意图

由并联机构的本体结构和运动形式可知,本体结构的关键尺寸参数包括:移动平台中心圆半径r、下平台中心圆半径R、移动平台中心圆圆周分布的虎克铰中心角δ_1、静平台中心圆圆周分布的虎克铰中心角δ_2、直线运动单元的伸缩极限$l_{\min}$和$l_{\max}$。这六个基本设计参数确定后,并联机器人本体参数基本确定了。根据表 2-1 和表 2-2，初步确定脊柱并联手术机器人的关键参数，见表 2-3。

表 2-3 脊柱微创手术并联机器人关键参数确定

基本结构参数	符号	设计参数
动平台铰链外接圆直径	r	60 mm
静平台铰链外接圆直径	R	70 mm
动平台相邻铰链中心角	δ_1	25°
静平台相邻铰链中心角	δ_2	40°
直线驱动单元伸缩上限	l_{max}	80 mm
直线驱动单元伸缩下限	l_{min}	100 mm

2.5 脊柱手术机器人并联机构设计

基于表 2-3 中的设计参数，对手术机器人本体进行三维建模，样机如图 2-12 所示。在该机构中，上平台承载手术工具（包括定位桥），通过调整上平台位姿变化辅助医生完成脊柱手术；下平台为固定支架，用于稳定机器人本体，提高本体刚性和运动稳定性；提供驱动力的六个直线运动单元通过虎克铰承接上下平台，电机以及配套的推杆安装在套筒内部，利用电机驱动丝杠，从而控制动平台的位姿变化。

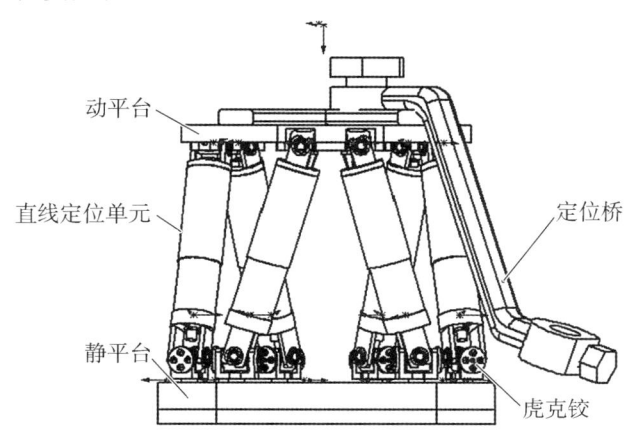

图 2-12 脊柱微创手术并联机器人本体的三维模型

尽管万向铰链采用球铰链的形式能够最大限度地提高机器人平台位姿运动的灵活性，但是受现有加工和装配方式限制，难以保证球铰链的加工精度，而且其装配时需要专门的工具，操作难度较大。上下平台与直线驱动单元之间的链接铰链为末端执行器提供灵活的运动方式，它的尺寸和装配精度对机器人的位置和姿态精度影响较大，如果其装配和加工误差过大，运动误差则很难通过运动算法进行补偿。

基于以上分析，本书研究最终在结构设计上采用虎克铰替代球形万向铰，其装配图如图 2-13 和图 2-14 所示。相比球铰链，虎克铰在运动灵活性方面虽然差些，但仍能满足脊柱微创手术的要求。同时，虎克铰的设计难度较小，特别是结合精密轴承的组合安装形式使其容易获得较高的加工和装配精度。虎克铰与滚珠轴承相结合，能获得直线驱动单元的圆柱副，这使得脊柱微创手术机器人拥有三个位置自由度和三个姿态自由度，从而满足脊柱微创手术的要求。

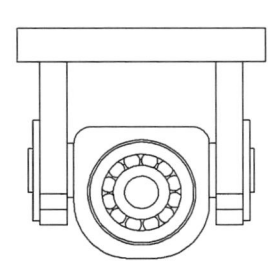
图 2-13 动平台虎克铰装配示意图

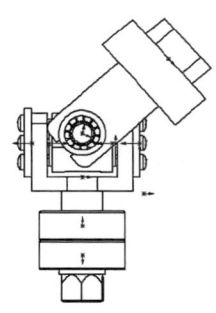
图 2-14 静平台虎克铰装配示意图

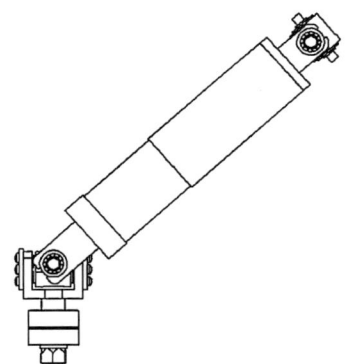
图 2-15 脊柱微创手术机器人驱动单元结构图

脊柱微创手术机器人驱动单元结构如图 2-15 所示。直线运动单元作为整个机器人的动力来源，其内部安装微型伺服电机和配套的微型丝杠。由于驱动单元的上下末端分别连接虎克铰，故运动单元采用圆柱副运动形式，它比一般的直线运动多出一个自由度，与具有两个自由度的虎克铰相组合，使末端执行器最终具有六个自由度的运动形式。

2.6 脊柱手术机器人驱动及传动部件选型

参考表 2-3 中脊柱微创手术机器人本体结构参数,本书所采用的并联机构的体积和重量都相对较小。考虑到手术环境和机器人本体承载的手术工具,手术机器人本体的设计尺寸要在 100 mm³ 的范围内,无负载质量需要控制在 500 g 以下。这对直线驱动单元的动力来源和传动零件的要求极高,经综合评估,瑞士 Maxon 的微型伺服电机和日本米思米公司的微型丝杠符合本书设计脊柱微创手术机器人的技术要求,分别如图 2-16 和图 2-17 所示。

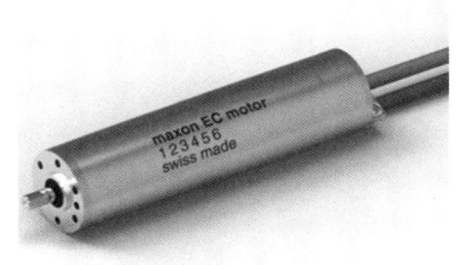

图 2-16 瑞士 Maxon 微型伺服电机

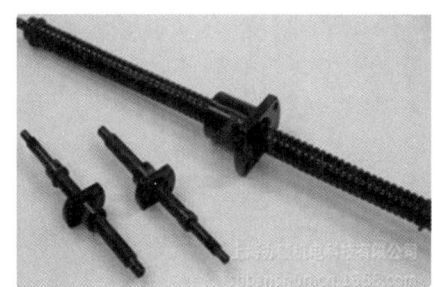

图 2-17 日本米思米微型丝杠

微型伺服电机和微型丝杠的型号见表 2-4。

表 2-4 驱动部件选型

名称	型号	数量	运动参数	供货商
微型伺服电机	EC-6 Ø6	6	轴径:6 mm,转速:60 000 r/min	瑞士 Maxon
微型丝杠	BSX0601	6	轴径:6 mm	日本米思米

综上,本章主要根据手术的实施环境和技术要求,参考国内外进入临床实验的脊柱手术机器人的类型,结合市场上已有的微特电机及驱动单元的参数、价格等多种因素,确定脊柱微创手术机器人的 6-SPS 结构及基本结构参数;并在结构参数的范围内,确定灵活性工作平台、静平台的虎克铰结构和供动力直线驱动单元结构的设计。同时,根据直线驱动单元的特殊要求,对驱动电机和丝杠进行选型,最终确定脊柱微创手术机器人的整体结构,并进行三维建模和样机装配,为后续机器人的运动学研究奠定基础。

第3章 基于神经网络的脊柱微创手术并联机器人运动学

机器人的机构分析和运动控制离不开运动学。运动学是指在不考虑物体本身的物理性质和作用在物体上作用力的前提下,仅从几何的角度描述和研究物体位置随时间的变化规律。Stewart 并联机器人的运动学问题,本质上就是建立六个直线运动单元的运动空间和动平台位置姿态运动空间之间的映射关系。本章基于 D-H 变换研究并联机器人逆向运动学求解方法,基于神经网络研究并联机器人正向运动学求解方法。

并联机构运动学包括正向运动学和逆向运动学。正向运动学是指在已知六个独立直线驱动单元运动量的基础之上,求解上平台受力后的位姿。在已知上平台位姿的情况下,反过来求解直线驱动单元的伸缩量,称为并联机器人逆向运动学。并联机器人正、逆向运动学关系转化如图 3-1 所示。

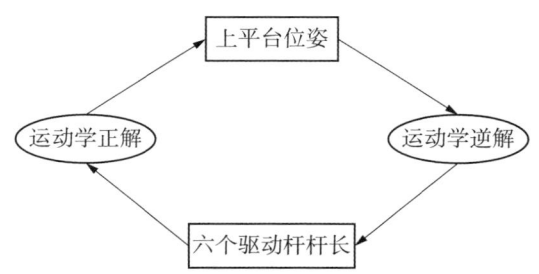

图 3-1 并联机器人正、逆向运动学关系转化图

本章采用的 6-SPS 型 Stewart 平台是一种闭环结构,如图 3-2 所示。它的逆向运动学求解相对简单,具有统一的解析解;而其正解的求解难度则非常高,主要原因是并联机构的正向运动学方程是一个超越方程组,求解难度较大。理论上并联机器人正向运动学的解析解存在,但在当前的条件下,由于受到机构构型和机构尺寸之间关系的约束,难以获得统一的显式解。

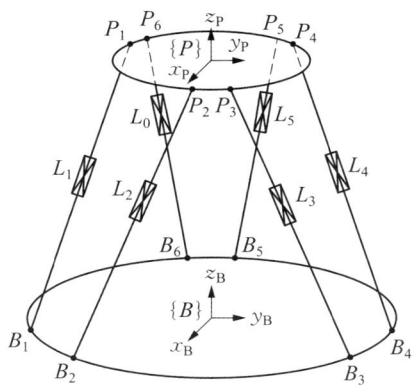

图 3-2 6-SPS 型 Stewart 平台闭环结构

3.1 脊柱微创手术并联机器人逆向运动学

3.1.1 并联机器人运动描述

1) 坐标系建立

要研究机器人末端动平台的运动,需建立并联机器人"动坐标系"和"定坐标系"。如图 3-3 所示,在静平台的虎克铰外接圆圆心建立定坐标系 $O\text{-}XYZ$。依靠定坐标系可设定"动坐标系"的初始姿态,在该坐标系中,OZ 轴通

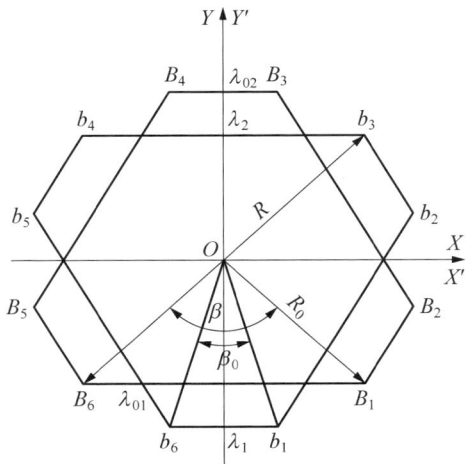

图 3-3 坐标系建立俯视示意图

过上下平台虎克铰外接圆的圆心,并垂直于定坐标系所在的静平台的虎克铰平面;OX 轴通过下平台几何中心,垂直于下平台虎克铰中心圆所在六边形的一条边。利用 OZ 和 OX 轴,按照右手定则可以确定 OY 轴。以同样的方式可建立动坐标系 $O'\text{-}X'Y'Z'$。需注意:$O'Z'$ 垂直于动平台初始位姿平面且通过动平台虎克铰外接圆圆心,与 OZ 重合;$O'X'$ 平行于 OX;$O'Y'$ 平行于 OY。动坐标系固定于动平台上,伴随着动平台运动并与其运动保持一致。

依据上述坐标系和机器人基本参数,可以确定并联机器人的动平台和静平台虎克铰链中心坐标,见表 3-1。

表 3-1 手术机器人静平台、动平台各虎克铰几何中心的坐标

项目	铰链点	X 轴分量/mm	Y 轴分量/mm	Z 轴分量/mm
静平台虎克铰	B_1	35	−60.6218	0
	B_2	70	0	0
	B_3	35	60.6218	0
	B_4	−35	60.6218	0
	B_5	−70	0	0
	B_6	−35	−60.6218	0
动平台虎克铰	P_1	12.9864	−58.5777	0
	P_2	57.2230	18.0423	0
	P_3	44.2366	40.5354	0
	P_4	−44.2366	40.5354	0
	P_5	−57.2230	18.0423	0
	P_6	−12.9864	−58.5777	0

2)上平台姿态描述

当设定好动坐标系和定坐标系后,需要确定它们之间的映射关系,才能够正确地描述末端执行器在工作空间中任意一点的不同坐标系下的表达式。由理论力学中的 Chasles 定理可知,工作空间中动坐标系和定坐标系之间的位姿变换,可以通过动坐标系相对于定坐标系的平移和旋转操作实现。本书即基于 Chasles 定理来确定动坐标系和定坐标系之间的映射关系。

3.1.2 并联机器人逆向运动学求解——基于齐次坐标的方法

并联机器人平台的逆向运动学求解相对容易。在已知动平台位姿矩阵的前提下,可以利用逆向运动学方程组确定直线驱动单元的杆长变化参数。逆向运动学的求解结果,一方面可以作为实例计算为后续研究提供理论基础;另一方面,在基于神经网络的并联机器人正向运动学求解中,可以作为 BP 神经网络的训练样本,为后续的正向运动学求解做准备。当然,求解结果要满足机器人本体约束条件,所解得的位姿空间变量和直线驱动单元杆长变量要在上文所分析的有效工作空间中。基于 BP 神经网络的并联机器人正向运动学求解流程图如图 3-4 所示。

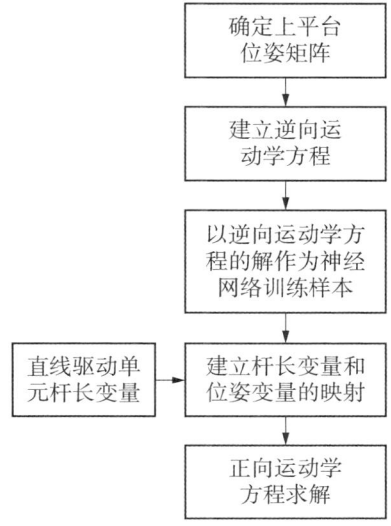

图 3-4 基于 BP 神经网络的并联机器人正向运动学求解流程图

1) 位姿向量方程建立

通过前文分析的坐标系变换原理,得到动平台和静平台之间的坐标变换方程为

$$d = Rd_1 + \vec{P} = \begin{bmatrix} r_{11} & r_{12} & r_{13} \\ r_{21} & r_{22} & r_{23} \\ r_{31} & r_{32} & r_{33} \end{bmatrix} d_1 + \vec{P} \quad (3-1)$$

式中,R 为旋转矩阵,描述动平台在静坐标系的姿态;$\vec{P}$ 为动坐标系原点位置向量,$\vec{P} = \{X_P, Y_P, Z_P\}^T$;$d_1$ 为刚体上的点在动坐标系中的坐标,$d_1 = \{X_d, Y_d, Z_d\}^T$。

一般情况下,旋转矩阵 R 可以分解成绕 X 轴、绕 Y 轴和绕 Z 轴的旋转矩阵之积,即

$$R = R(\delta, \beta, \alpha) = R(z, \delta)R(y, \beta)R(x, \alpha)$$
$$= \begin{bmatrix} C\delta C\beta & C\delta S\beta S\alpha - S\delta C\alpha & C\delta S\beta C\alpha + S\delta S\alpha \\ S\delta S\beta & S\delta S\beta S\alpha + C\beta C\alpha & S\delta S\beta C\alpha - C\delta S\alpha \\ -S\beta & C\beta S\alpha & C\beta C\alpha \end{bmatrix} \quad (3-2)$$

式中，δ、β、α 分别为动坐标系绕固定坐标系 Z 轴、Y 轴和 X 轴旋转的角度；$C\delta$ 为 $\cos\delta$，$S\delta$ 为 $\sin\delta$；$C\beta$ 为 $\cos\beta$，$S\beta$ 为 $\sin\beta$；$C\alpha$ 为 $\cos\alpha$，$S\alpha$ 为 $\sin\alpha$。

引入齐次坐标，则式(3-1)变为

$$d^H = Td_1^H = \begin{bmatrix} R & P \\ 0 & 1 \end{bmatrix} d_1^H \quad (3-3)$$

式中，T 为位姿矩阵；$d^H = (d \quad 1)^T$；$d_1^H = (d_1 \quad 1)^T$。

由上述分析可知，动平台包括六个独立变量，其中 δ、β、α 为三个姿态变量，用于描述动平台在固定坐标系中的姿态；X_P、Y_P、Z_P 为三个位置变量，用于描述动平台在固定坐标系中的位置。两个坐标系之间的映射关系由这六个位置和姿态的独立参数确定。

2) 位置逆解方程建立

逆向运动学求解的本质，就是在已知动平台位姿 $T = \begin{bmatrix} R & P \\ 0 & 1 \end{bmatrix}$ 的前提下，确定六个直线驱动单元杆长的伸缩变化量，其向量表达式为

$$\vec{l}_i = \vec{P}_i - \vec{B}_i \quad (3-4)$$

式中，$i = 1, 2, 3, 4, 5, 6$；B_i 为静平台所对应的各个虎克铰几何中心坐标；P_i 为动平台所对应的各个虎克铰几何中心坐标。

基于脊柱微创手术机器人本体基本参数，可以确定所有虎克铰几何中心在固定坐标系中的位置向量。其中，动平台虎克铰固定坐标系位置向量可以通过向量方程得到，静平台虎克铰位置向量可以通过基本参数得到。将 12 个虎克铰的位置向量转化到固定坐标系中，即可通过向量运算得到直线驱动单元的杆长向量为

$$l_i = \begin{bmatrix} r_{11}P_{ix} + r_{12}P_{iy} + X_P - B_{iy} \\ r_{21}P_{ix} + r_{22}P_{iy} + Y_P - B_{iy} \\ r_{31}P_{ix} + r_{32}P_{iy} + Z_P \end{bmatrix} \quad (3-5)$$

式中，P_{ix}、P_{iy} 分别为动平台第 i 个虎克铰几何中心在固定坐标系中的 X 和 Y 轴分量；B_{ix}、B_{iy} 分别为静平台第 i 个虎克铰几何中心在固定坐标系中的 X 和 Y 轴分量。

根据向量关系，最终杆长表达式为

$$|\vec{l}_i| = |\vec{P}_i - \vec{B}_i| \quad (3-6)$$

式中，$i = 1, 2, \cdots, 6$。

3.1.3 实例计算

针对本书所研究的脊柱微创手术并联机器人，利用上述方法即可求出一系列逆解。采用循环取样的方式在动平台有效工作空间中选取 16 500 组位姿，通过 MATLAB 编程计算对应位姿矩阵的直线运动单元杆长变量。逆向运动学求解结果除了作为数值计算的理论参照，还可以作为正向运动求解过程中的神经网络训练样本。部分求解程序如图 3-5 和图 3-6 所示，部分逆向运动学求解结果见表 3-2。

```
function [r]=matrixR(delte, beta, alpha)
r11=cos(delte)*cos(beta);
r12=cos(delte)*sin(beta)*sin(alpha)-sin(delte)*cos(alpha);
r13=cos(delte)*sin(beta)*cos(alpha)+sin(delte)*sin(alpha);
r21=sin(delte)*sin(beta);
r22=sin(delte)*sin(beta)*sin(alpha)+cos(delte)*cos(alpha);
r23=sin(delte)*sin(beta)*cos(alpha)-cos(delte)*sin(alpha);
r31=-sin(beta);
r32=cos(beta)*sin(alpha);
r33=cos(beta)*cos(alpha);
r=[r11,r12,r13;r21,r22,r23;r31,r32,r33];
```

图 3-5 旋转矩阵计算程序

```
A=zeros(m,30);
B=zeros(m,6);
for k1=1:1:n
    for k2=1:1:n
        for k3=1:1:n
            for k4=1:1:n
                for k5=1:1:n
                    for k6=1:1:n
                        a=(k1-1)*n^5+(k2-1)*n^4+(k3-1)*n^3+(k4-1)*n^2+(k5-1)*n+k6;
                        A(a,1)=deltem(k1);      %第一列delte的取值;
                        A(a,2)=betam(k2);       %第二列beta的取值;
                        A(a,3)=alpham(k3);      %第三列alpha的取值;
                        A(a,4)=xpm(k4);         %第四列xp的取值;
                        A(a,5)=ypm(k5);         %第五列yp的取值;
                        A(a,6)=zpm(k6);         %第六列zp的取值;
                        r=matrixR(deltem(k1),betam(k2),alpham(k3));  %三角函数矩阵;
                        for k7=1:1:6
                            pn=pp(k7,:);        %P坐标
                            T=[r,p;0,0,0,1];    %转置矩阵;
                            d=T*[pn,1].';       %
                            t=[d(1),d(2),0];
                            bn=bb(k7,:);
                            l=r*t.'+[xpm(k4),ypm(k5),zpm(k6)].'-bn.';  %杆坐标;
                            L=(l(1)^2+l(2)^2+l(3)^2)^0.5;    %杆长;
                            A(a,4*k7+3)=l(1);   %第七列x坐标值;
                            A(a,4*k7+4)=l(2);   %第八列y坐标值;
                            A(a,4*k7+5)=l(3);   %第九列z坐标值;
                            A(a,4*k7+6)=L;      %第十列杆长;
                            B(a,k7)=L;
                        end
                    end
                end
            end
        end
    end
end
```

图 3-6 循环取样逆解计算程序

表 3-2 部分逆向运动学求解结果

序号	位姿输入变量						杆长输出变量					
	δ	β	α	X_P	Y_P	Z_P	l_1	l_2	l_3	l_4	l_5	l_6
1	0	0	0	0	0.28	75	78.1914	78.1971	78.1835	78.1835	78.1955	78.1919
2	0	0	0	0	0.56	75.6	78.7678	78.7792	78.7521	78.7521	78.7776	78.7684
3	0	0	0.0942	0.062	0.028	75	72.9444	79.7731	81.9275	81.9135	79.7914	72.9822
4	0	0.0942	0.1256	0.062	0.056	75	70.6693	75.1276	79.2096	86.9683	85.5850	72.1675
5	0.0314	0.0314	0.0628	0	0.08400	75.6	73.8959	78.3725	79.6674	82.9089	81.4202	76.6818
6	0.0314	0.1256	0.1256	0.186	0.112	77.4	71.4592	76.1715	79.9726	90.9162	89.4764	75.7092
7	0.0628	0.0942	0	0	0.028	75	74.9702	73.9172	73.8742	83.1816	83.0657	81.4330
8	0.0628	0.0942	0	0.062	0.028	75	74.9579	73.9039	73.8773	83.1714	83.0741	81.4555
9	0.0628	0.0942	0.0314	0.062	0.028	75	73.2599	74.4149	75.1101	84.3272	83.6163	79.6422
10	0.0628	0.0942	0.0314	0.186	0.028	75	73.2344	74.3839	75.1167	84.3076	83.6333	79.6878

3.2　基于神经网络的脊柱微创手术并联机器人正向运动学

并联机器人平台正向运动学求解是指在已知直线运动单元的杆长参数的情况下,利用机器人的运动学方程确定并联机器人动平台坐标系在静平台坐标系中的位姿。并联机器人正向运动学解分为解析解与数值解两类。解析解求解通过将非线性方程组中的未知参数进行消元和代换,使得求解方程转化为只含有一个未知数的高次方程,但由于求解方程为一组具有六个未知数的非线性方程,在应用中给出全部解析解的难度较大。数值解的求解方法分为迭代搜索和优化方法两类。

由于脊柱微创手术要求 Stewart 并联机器人具有很高的控制精度以及动态响应性能,所以对正向运动的求解具有较高的要求,主要包括:

(1) 高实时性。较高的求解速度才能满足机器人的实时控制,求解效率决定着术前准备和手术实施时间的长短,而高动态响应速度很大程度上能够避免误操作导致的手术风险。

(2) 高精度。求解的精度是机器人实现精密控制的条件,也是其应用于脊柱微创手术的前提。求解精度决定着并联机器人平台的运动轨迹,高精度运动可以消除因机器人运动误差过大引起的人体损伤。

(3) 解域完整性。并联机器人包含全部解的解域决定着机器人的工作极限和灵活空间。应尽可能地求出全部解以扩大机器人本体运动的工作范围和灵活性,并提高手术效率和手术精度。

在术前准备和手术实施过程中,要同时满足以上三个方面要求才能确保机器人平台在脊柱微创手术中的有效应用。对于并联机器人,目前的大多数正解理论很难同时满足上述三个方面的要求,实际应用中不得不进行取舍,在保障工作空间的情况下尽可能提升求解效率和精度。

3.2.1　正向运动学解析法

解析法的最大优点在于能够得到非线性方程组的全部解,得到完整解域,理论上可以获得最大的工作极限和灵活空间。解析解可以精确地描述机器人末端工作平台的位姿,又可以避免并联机器人平台姿态变量空间中的奇异点,同时也可以对机器人运动的速度和加速度进行较好的分析。

在对并联机器人解析解的研究过程中,Lazard 等[54]发现 Stewart 平台拥有的 12 种构型分别与一组杆长具有映射关系。Hunt[55]通过大量研究发现,从几何构型上可以推断出不同 Stewart 机构的正解对应条件上限应为 40、48、54 或 64。对于本书采用的 6 - SPS 型并联平台,Ragghavan[56]给出理论上一般形式机构的正向运动学正解具有 40 个根的结论。而 Zhang[57]通过对动平台与静平台上的球铰链研究,将其简化为含有单变量的 20 阶方程。南京航空航天大学的程世利教授[51]进一步研究,通过找出动平台六个位姿变量之间的耦合关系,提出一种新的参数表示旋转矩阵,得到 11 个相容方程,扩大获得的信息量。在此基础上通过消元,将正向运动学正解问题表示为一元高次代数方程。

3.2.1.1 消元降阶法

本书设计的六自由度并联机器人是构型为 6 - SPS 的 Stewart 平台(图 3 - 2)。该 Stewart 平台中,上下平台的虎克铰两两成对,均匀分布在圆上,并且在零位时,上平台的短边对应下平台的长边。并联机器人下平台坐标系用 $\{B\}$ 来表示,上平台坐标系则为 $\{P\}$;虎克铰所在圆的圆心是两坐标系的原点,X 轴平行于边 $B_1 B_6$,Z 轴与圆的平面垂直,延伸向上。主要的机构参数分别为:①六个移动副的长度:l_1、l_2、l_3、l_4、l_5、l_6;②上平台虎克铰位置所在圆的半径 R_P;③下平台虎克铰位置所在圆的半径 R_B;④上平台成对虎克铰对应夹角 ψ_P;⑤下平台成对虎克铰对应夹角 ψ_B。

一旦上下平台的半径与夹角确定,则上下平台的虎克铰位置可以确定,其中 P_1、P_2、P_3、P_4、P_5、P_6 为上平台虎克铰中心在上平台坐标系 $\{P\}$ 中的坐标,B_1、B_2、B_3、B_4、B_5、B_6 为下平台虎克铰中心在下平台坐标系 $\{B\}$ 中的坐标。在六个移动副长度 l_1、l_2、l_3、l_4、l_5、l_6 确认后,上下平台相对位置关系也确定下来。移动副长度对机构的影响与控制需要通过运动学来研究,除去移动副以外的其余四个参数即机构优化的目标。由于四个参数若同时增大则工作空间的优化结果会发散,无法收敛,因此需要固定下平台的半径 R_B 防止优化结果发散。

根据第一代样机与 SpineAssist 的机构参数,确定本书设计的并联机构参数为:上平台半径 $R_P = 60$ mm,下平台半径 $R_B = 70$ mm,上下平台虎克铰间角均为 $30°$,则上下平台各自坐标系内的铰点位置坐标见表 3 - 3。

表 3-3　初始机构参数下的铰点坐标

位置	铰链点	X 方向/mm	Y 方向/mm	Z 方向/mm
下平台	B_1	18.117	66.615	0
	B_2	−18.117	66.615	0
	B_3	−66.615	−18.117	0
	B_4	−49.497	−49.497	0
	B_5	49.497	−49.497	0
	B_6	66.615	−18.117	0
上平台	P_1	56.955	15.530	0
	P_2	42.426	42.426	0
	P_3	−42.426	42.426	0
	P_4	−56.955	15.530	0
	P_5	−15.530	−56.955	0
	P_6	15.530	−56.955	0

Stewart 平台的机构运动简图如图 3-2 所示,为方便描述,在此规定:上平台坐标系{P}建立在上平台的中心,X 轴与短边平行,Y 轴与短边垂直且方向背向中心,Z 轴根据右手定则确定;下平台坐标系{B}建立在下平台中心,X 轴与长边平行,Y 轴与长边垂直且方向背向中心,Z 轴通过右手定则确定。本书以下平台坐标系为基坐标系,上平台的位姿描述均在下平台坐标系内。上平台虎克铰中心在上平台坐标系{P}内表示为 $P=[P_1,P_2,P_3,P_4,P_5,P_6]$,下平台虎克铰中心在下平台坐标系{B}内表示为 $B=[B_1,B_2,B_3,B_4,B_5,B_6]$。

以初始设计参数求出各铰点坐标后,给定上平台姿态为零位,零位高度为 160 mm。上平台的铰点坐标变换至下平台并减去下平台铰点坐标即可得到移动副向量,进而得到移动副的伸长长度,求出逆解,此处移动副长度为 [172.92,172.92,172.92,172.92,172.92,172.92](单位:mm),结果见表 3-4。

由正解模型可知,Stewart 脊柱微创手术机器人工作变量空间中的独立参数有六个,其中 δ、β、α 为移动坐标系的三个独立姿态角;X_P、Y_P、Z_P 为动坐标系的位置变化量,即相对于静坐标系沿 X、Y、Z 三个坐标轴的平移量。

表3-4　下平台坐标系下的坐标及移动副向量

项目	铰链点	X方向/mm	Y方向/mm	Z方向/mm
上平台	P_1	56.955	15.530	160
	P_2	42.426	42.426	160
	P_3	−42.426	42.426	160
	P_4	−56.955	15.530	160
	P_5	−15.530	−56.955	160
	P_6	15.530	−56.955	160
移动副向量	L_1	39.838	−52.086	160
	L_2	60.544	−25.188	160
	L_3	28.188	60.544	160
	L_4	−8.458	65.027	160
	L_5	−65.027	−8.458	160
	L_6	−52.086	−39.838	160

Stewart 平台正向运动学求解，本质是求解动平台工作空间变量在笛卡儿坐标系中的位置 (X_P, Y_P, Z_P) 和姿态 (δ, β, α)。正向运动求解即通过给出的六个直线运动单元杆长 $l_i (i=1,2,\cdots,6)$，求出 δ、β、α、X_P、Y_P、Z_P 这六个独立位姿参数。因此，手术并联机器人上平台中六个虎克铰中心点的位置向量也由这六个参数确定，$\vec{P}_i$ 的表达式为

$$\vec{P}_i = \vec{P}_i(\delta, \beta, \alpha, X_P, Y_P, Z_P) \tag{3-7}$$

动平台虎克铰中心相对于动坐标系的坐标是固定的，假设为 A_i，则相对于基坐标系的坐标可以表示为

$$\vec{P}_i = (X_P, Y_P, Z_P)^T + R(\delta, \beta, \alpha) A_i \tag{3-8}$$

其中，$R(\delta, \beta, \alpha)$ 为欧拉角下的旋转矩阵：

$$R = \begin{bmatrix} r_1 & r_4 & r_7 \\ r_2 & r_5 & r_8 \\ r_3 & r_6 & r_9 \end{bmatrix} \tag{3-9}$$

第3章 基于神经网络的脊柱微创手术并联机器人运动学

由于大部分情况下 A_i 的 Z 轴分量为 0,最终方程一般不会涉及 r_7、r_8、r_9。连杆向量 $\vec{l}_i$ 可以表示为

$$\vec{l}_i = \vec{P}_i - \vec{B}_i \tag{3-10}$$

对应的连杆长度方程为

$$|\vec{l}_i|^2 = (\vec{P}_i - \vec{B}_i)^T (\vec{P}_i - \vec{B}_i) \tag{3-11}$$

将式(3-8)中的 $\vec{P}_i$ 和式(3-9)中的 R 代入式(3-1),可得

$$(a_{xi}r_1 + a_{yi}r_4 + X_P - b_{xi})^2 + (a_{xi}r_2 + a_{yi}r_5 + Y_P - b_{yi})^2 + (a_{xi}r_3 + a_{yi}r_6 + Z_P)^2 - l_i^2 = 0 \quad (i=1,2,3,4,5,6) \tag{3-12}$$

由于 R 是旋转矩阵,满足如下约束条件:

$$\left.\begin{array}{l} r_1^2 + r_2^2 + r_3^2 - 1 = 0 \\ r_4^2 + r_5^2 + r_6^2 - 1 = 0 \\ r_1 r_4 + r_2 r_5 + r_3 r_6 = 0 \\ r_4 r_8 - r_5 r_7 - r_3 = 0 \\ r_2 r_7 - r_1 r_8 - r_6 = 0 \\ r_1 r_5 - r_2 r_4 - r_9 = 0 \end{array}\right\} \tag{3-13}$$

式(3-12)可进一步化简为

$$a_{xi}b_{xi}r_1 + a_{xi}b_{yi}r_2 - a_{xi}u + a_{yi}b_{xi}r_4 + a_{yi}b_{yi}r_5 - a_{yi}v + b_{xi}X_P + b_{yi}Y_P - w/2 + m_i = 0 \quad (i=1,2,3,4,5,6) \tag{3-14}$$

且

$$\left.\begin{array}{l} m_i = \dfrac{L_i^2 - b_{xi}^2 - b_{yi}^2 - a_{xi}^2 - a_{yi}^2}{2} \\ u = r_1 X_P + r_2 Y_P + r_3 Z_P \\ v = r_4 X_P + r_5 Y_P + r_6 Z_P \\ w = X_P^2 + Y_P^2 + Z_P^2 \end{array}\right\} \tag{3-15}$$

式(3-15)是关于 r_1、r_2、r_4、r_5、u、v、x、y 和 w 的线性方程组,可以写成如下形式:

$$M_{6\times10}t=0 \qquad (3-16)$$

式中，M 的第 i 行为 $M_{i\times10}(p_ix_i, p_iy_i, -p_i, q_ix_i, q_iy_i, -q_i, x_i, y_i, -1/2, m_i)$；$t=(r_1, r_2, u, r_4, r_5, v, X_P, Y_P, w, 1)^T$。

继续消元，只保留 r_1、r_2、u、r_4、r_5、v 作为未知数，可得如下线性方程组：

$$\left.\begin{aligned}
a_0r_1+a_{11}x+a_{12}y+a_{13}w+a_{14}&=0\\
a_0r_2+a_{21}x+a_{22}y+a_{23}w+a_{24}&=0\\
a_0u+a_{31}x+a_{32}y+a_{33}w+a_{34}&=0\\
a_0r_4+a_{41}x+a_{42}y+a_{43}w+a_{44}&=0\\
a_0r_5+a_{51}x+a_{52}y+a_{53}w+a_{54}&=0\\
a_0v+a_{61}x+a_{62}y+a_{63}w+a_{64}&=0
\end{aligned}\right\} \qquad (3-17)$$

式中，$a_0=\det(c_1, c_2, c_3, c_4, c_5, c_6)$；$a_{ij}=\det(c_1, \cdots, c_{i-1}, c_{j+6}, c_{i+1}, \cdots, c_6)$，其中，$c_j$ 为矩阵 $M_{6\times10}$ 的第 j 列。

如果能够获得 x、y、w，则方程组(3-17)将非常容易求解。

根据式(3-12)可得

$$\left.\begin{aligned}
f_1&=r_3^2=1-r_1^2-r_2^2=1-a_0^{-2}(A^2+B^2)\\
f_2&=r_6^2=1-r_4^2-r_5^2=1-a_0^{-2}(D^2+F^2)\\
f_3&=r_3r_6=-r_1r_4-r_2r_5=1-a_0^{-2}(AD+BF)\\
f_4&=r_3Z_P=u-r_1X_P-r_2Y_P=a_0^{-1}(-C+AX_P+BY_P)\\
f_5&=r_6Z_P=v-r_4X_P-r_5Y_P=a_0^{-1}(-G+DX_P+FY_P)\\
f_6&=Z_P^2=w-X_P^2-Y_P^2
\end{aligned}\right\} \qquad (3-18)$$

其中

$$\left.\begin{aligned}
A&=a_{11}X_P+a_{12}Y_P+a_{13}Z_P+a_{14}\\
B&=a_{21}X_P+a_{22}Y_P+a_{23}Z_P+a_{24}\\
C&=a_{31}X_P+a_{32}Y_P+a_{34}\\
D&=a_{41}X_P+a_{42}Y_P+a_{43}Z_P+a_{44}\\
F&=a_{51}X_P+a_{52}Y_P+a_{53}Z_P+a_{54}\\
G&=a_{61}X_P+a_{62}Y_P+a_{64}
\end{aligned}\right\} \qquad (3-19)$$

由式(3-8)可以得到以下关系：

$$\left.\begin{array}{l} p_1 = f_1 f_6 - f_4^2 = 0 \\ p_2 = f_2 f_6 - f_5^2 = 0 \\ p_3 = f_3 f_6 - f_4 f_5 = 0 \\ p_4 = f_1 f_5 - f_3 f_4 = 0 \\ p_5 = f_2 f_4 - f_3 f_5 = 0 \\ p_6 = f_1 f_2 - f_3^2 = 0 \end{array}\right\} \quad (3-20)$$

由这些方程可以构造出 9 个多项式：

$$\left.\begin{array}{l} p_7 = -Dp_1 + Ap_3 - xp_4 \\ p_8 = Fp_1 - Bp_3 + yp_4 \\ p_9 = Dp_3 - Ap_2 - xp_5 \\ p_{10} = -Fp_1 + Bp_3 + yp_5 \\ p_{11} = Ap_5 + Dp_4 + xp_6 \\ p_{12} = Bp_5 + Fp_4 + yp_6 \\ p_{13} = -Fp_7 - Bp_9 + yp_{11} \\ p_{14} = -Cp_5 + Dp_7 + Bp_{10} - a_0^2 p_2 - xp_{11} \\ p_{15} = p_{14} - Dp_7 - Fp_8 - Ap_9 - Bp_{10} + xp_{11} + yp_{12} \end{array}\right\} \quad (3-21)$$

进而可以转化为关于变量 T 的线性方程组：

$$M_{15 \times 15} T = 0 \quad (3-22)$$

式中，$T = [w^4, w^3 y, w^2 y^2, wy^3, y^4, w^3, w^2 y, wy^2, y^3, w^2, wy, y^2, w, y, 1]^T$。若使上述方程组有非零解，需满足 $\det(M_{15 \times 15}) = 0$，这是一个关于 X_P 的一元 14 次方程：

$$\sum_{i=0}^{14} s_i X_P^i = 0 \quad (3-23)$$

通过式(3-23)可知，X_P 有 14 个解，分别为 $x_i (i=1, \cdots, 14)$。近年来，求解高次一元多项式方程的方法也在不断发展，特别是采用数值计算方法和人工智能技术求解。这些方法包括以下几类：

1) 牛顿-拉弗森法

该方法基于初值猜测通过迭代寻找方程的根。对于高次方程，收敛性和初值的选择尤为关键。最近的一些优化方法提高了其稳定性,特别是在处理高次多项式时可避免发散。牛顿-拉弗森法是解决高次多项式方程的有效迭代方法,其迭代公式为

$$x_{n+1}=x_n-\frac{f(x_n)}{f'(x_n)} \tag{3-24}$$

式中,$f(x)$ 为需要求解的多项式;$f'(x)$ 为 $f(x)$ 的导数。

选择一个初始猜测值 x_0,不断迭代,直到收敛于一个根。尽管牛顿-拉弗森法收敛速度较快,但它依赖于良好的初始猜测,并且当导数接近零时可能会遇到问题。

2) 杜兰德-克尔纳法

该方法是一种可以同时求解多项式所有根的并行迭代方法,被广泛用于处理高次方程。这一方法可以有效减少计算时间,并通过增加对初始点的智能选择来提高其精度和收敛性。该方法的基本步骤如下:

(1) 初始猜测。对于多项式 $P(x)$,首先选择初始根的猜测值。这些猜测值通常在复平面内均匀分布,避免根之间的相互干扰。初始点的选择对收敛速度和精度有重要影响。可以根据多项式的性质、根的分布情况,智能选择初始值。例如,利用多项式的导数信息或其他启发式方法来优化初始点的选择。

(2) 迭代更新。设当前根的近似值为 $z_i^{(k)}$,则根据以下更新公式迭代计算新的根:

$$z_i^{(k+1)}=z_i^{(k)}-\frac{P(z_i^{(k)})}{\prod_{j\neq i}(z_i^{(k)}-z_j^{(k)})} \tag{3-25}$$

式中,$z_j^{(k)}$ 为当前迭代中的其他根的估计值。

(3) 收敛判断。迭代过程持续进行,直到根的估计值在某个预设的容忍范围内收敛。通常,通过计算根之间的距离或者每个根的变化量来判断是否收敛。

3) 遗传算法

通过模拟自然选择和遗传进化机制,遗传算法(genetic algorithm,GA)可用于多项式方程的全局优化,特别是在高次方程中寻找多重根时表现较好。虽然计算时间较长,但它的全局收敛特性非常适合高次多项式的求解。

4) 粒子群算法

该算法通过群体智能优化,可用于求解非线性问题。粒子群算法(particle

swarm optimization，PSO)被用来估算方程的根，尤其是对于维度较高的方程，可以通过不同的初始粒子配置来找到局部最优解。

在对一元 14 次方程求解获得 X_P 的值后，通过移除矩阵 $M_{15×15}$ 中的任意一行，并将 X_P 替换为 $x_i(i=1,\cdots,14)$，可以在复数域中计算出 y 和 w 的解。对于每一个 x 的解，都会有一个对应的 y 和 w 的解。将 x、y 和 w 代入式(3-17)，可以得到 r_1、r_2、r_4、r_5、u 和 v 的解。对于每一个 x、y 和 w 的解，都会有一个对应的 r_1、r_2、r_4、r_5、u 和 v 的解。通过式(3-15)，可以得到 Z_P、r_3 和 r_6 的解。对于每一个 x、y 和 w 的解，Z_P、r_3 和 r_6 都会有两组相反符号的解。

3.2.1.2 解析解求解模型

解析解的研究集中在寻找全部解，虽能够整体把握并联机器人运动学整体特性，但消元过程中需要引用多个未知参数，消元过程复杂且不具有针对多种并联机构的通用性。消元法求解过程如图 3-7 所示。

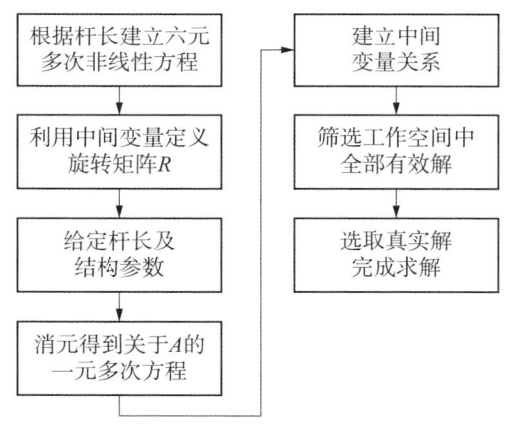

图 3-7 消元法求解过程

3.2.2 正向运动学数值法

相比解析法重点关注是否能够解得全部解，数值法则重点关注于求解效率，以能够满足实时性和精度要求为目标。在实际应用中，快速寻找到应用范围内的全部合理解往往比找到全部解更具意义。一般根据应用领域对于其精度的不同要求，通过数值解方法来求解其直线运动单元与执行器末端位置、姿态之间的联系。

并联机器人平台正向运动学数值解一般分为两类:迭代搜索法和人工智能优化法。迭代搜索法是求解非线性方程组的传统方法,其代表为牛顿迭代法及其改进算法,当前已经取得一定程度的进展;随着人工智能技术的进步,人工智能优化法借助神经网络的强大学习能力、解域搜索能力以及对非线性映射的逼近能力,通过对直线运动单元与动平台执行单元间映射关系的学习,对并联机器人正向运动求解做出了一定程度上的贡献。

3.2.2.1 迭代搜索法

由正解模型可知,Stewart 脊柱微创手术机器人工作变量空间中的独立参数有六个,其中 δ、β、α 为移动坐标系的三个独立姿态角;X_P、Y_P、Z_P 为动坐标系的位置变化量,它们是相对于静坐标系沿 X、Y、Z 三个坐标轴的平移量。由图 3-2 可知六个杆长向量表达式为

$$\vec{L}_i = \vec{P}_i - \vec{B}_i \tag{3-26}$$

六个杆长分别为向量的模,则位置正解方程为

$$L_i^2 = (P_i - B_i)^T (P_i - B_i) \tag{3-27}$$

采用牛顿迭代法对非线性方程组进行求解。在本次计算中,将六个关节变量杆长变化参数公式等效为

$$\sum_{i=1}^{6} F_i(\delta, \beta, \alpha, X_P, Y_P, Z_P) = (P_i - B_i)^T (P_i - B_i) - L_i^2 \tag{3-28}$$

为求解六个未知参量,对其进行线性化处理,采用泰勒级数对其进行展开并取线性部分,可得

$$F_i(q_j^{(k)}) + \sum_{j=1}^{6} (q_j^{(k+1)} - q_j^{(k)}) \frac{\partial F_i(q_j^{(k)})}{\partial q_j^{(k)}} \approx 0 \tag{3-29}$$

式中,$q_{i(i=1\sim6)} = q_i(\delta, \beta, \alpha, X_P, Y_P, Z_P)$。

根据牛顿迭代法,令

$$(q_j^{(k+1)} - q_j^{(k)}) = \Delta q_j^{(k)} \tag{3-30}$$

将式(3-29)简化为

$$F_i(q_j^{(k)}) \approx -J^{(k)} \Delta q_j^{(k)} \tag{3-31}$$

式中,$J^{(k)}$ 为雅克比矩阵,可表示为

$$J = \begin{bmatrix} \dfrac{\partial F_1}{\partial q_1} & \cdots & \dfrac{\partial F_1}{\partial q_6} \\ \vdots & & \vdots \\ \dfrac{\partial F_6}{\partial q_1} & \cdots & \dfrac{\partial F_6}{\partial q_6} \end{bmatrix} \qquad (3-32)$$

当 $\Delta q_j^{(k)} = (q_j^{(k+1)} - q_j^{(k)}) \leqslant \varepsilon$ (ε 为设定误差精度),即 $\max(\Delta\alpha, \Delta\beta, \Delta\delta, \Delta X_P, \Delta Y_P, \Delta Z_P) \leqslant \varepsilon$ 时,迭代终止,此时可求得六个未知参数。

迭代法算法对于迭代初值有较大的依赖性,并且运算结果并不稳定。得到的初值选择决定了最终目标的收敛精度,如果初值选取不当,可能会导致迭代结果发散,无法得到目标值;而且,该方法无法回避求解过程中可能遇到的矩阵奇异位置的问题。

3.2.2.2 神经网络学习算法

利用 Stewart 并联机构动平台逆向运动学求解相对容易的特点,将复杂的正向运动学求解转化为一个优化问题,即充分利用网络学习等智能算法优秀的学习能力和解域的搜索能力,找到符合实际应用需求的解域,这种方法回避了求解非线性方程组的烦琐过程,更加符合脊柱微创手术应用需求。

本书提出的具体方法为:基于 BP 神经网络的基本结构,以及前文所获得的逆向运动学求解结果作为训练样本,通过神经网络的有导师学习功能,建立逆向运动学方程和正向运动学方程求解之间的关系,选取逆向运动学求解实例验证网络预测输出,以验证输出结果的有效性和可行性。

3.2.2.3 BP 神经网络基本结构

BP 神经网络模型如图 3-8 和图 3-9 所示,包括输入层、隐含层和输出层三层基本结构。在每一层都分布着若干节点,每个节点对应着一个初始阈值。在三层结构的连接处都有一个初始权值,如图 3-9 中的 ω_{jk} 和 ω_{ij}。 在输入层

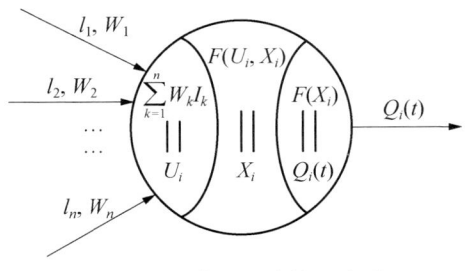

图 3-8 神经元结构示意图

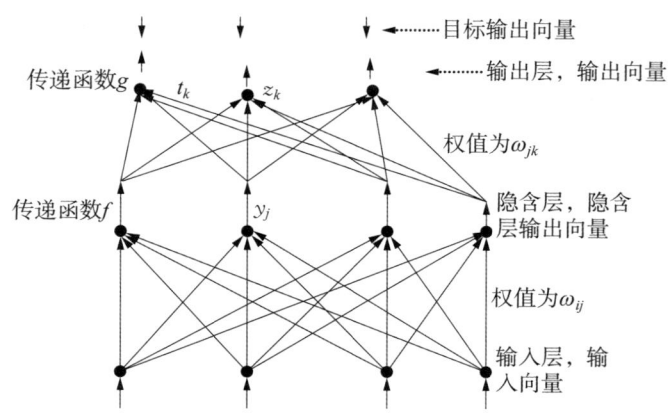

图 3-9 单独神经网络结构示意图

分布着的 i 个节点,代表网络结构训练样本的 i 个输入量;在输出层分布着的 k 个节点,代表网络结构训练后所输出的 k 个输出量;隐含层具有 j 个节点。同层之间的每个节点都相互独立,没有相关性。

神经网络模型的建立过程如下:

(1) 输入层节点 i 的输出量 O_i 等于其输入 L_i。

(2) 隐含层节点 j 的输入量与输出量分别为

$$\left.\begin{array}{l} i_j = \sum_i \omega_{ij} o_i + \theta_j \\ o_i = f(i_j) = [1 + \exp(-i_j)]^{-1} \end{array}\right\} \quad (3-33)$$

式中,ω_{ij} 为隐含层的节点与输入层节点之间连接的权重;θ_j 为隐层节点阈值;f 为非线性函数。

(3) 输出层节点 k 的输入量与输出量分别为

$$\left.\begin{array}{l} i_k = \sum_j \omega_{jk} o_j + \theta_k \\ o_k = g(i_k) = i_k \end{array}\right\} \quad (3-34)$$

通过网络初始化,设定误差函数为 E,样本个数为 P,给定计算精度 ε 和最大学习次数 M,计算全局误差 E 为

$$E = \frac{1}{2m} \sum_{p=1}^{m} \sum_{j=1}^{q} (\theta_j(p) - \theta_k(p))^2 \quad (3-35)$$

当 $E \leqslant \varepsilon$,或当学习次数达到极限而产生更大误差前,结束算法。

3.2.2.4 基于 BP 神经网络求解正向运动学

BP 神经网络作为有导师反馈神经网络,需要依托样本数据开展训练。本书利用 Stewart 并联平台逆解求解比较简单的特点,将其运动学逆解求解实例作为 BP 神经网络的训练样本。具体而言,利用边界数值搜索法结合并联机器人位置逆解,以及并联机器人虎克铰转角约束、驱动杆杆长约束、驱动杆间干涉约束,确定上平台某一位置是否能满足并联机器人结构约束条件,进而完成并联机器人运动学方程逆解。

1) 求解分析

利用人工神经网络强大的学习能力和优秀的解域搜索能力,在误差允许范围内求解 Stewart 平台正解。在本书中,BP 网络通过训练和学习,获得并联平台直线运动单元杆长变量与上平台动坐标系位姿变化的非线性映射,从而得到并联机器人平台的运动学正解。同时,将逆解模型所提供的关节位姿空间变量与杆长变量之间的映射关系作为训练样本的数据值,通过约束直线驱动单元的运动极限及虎克铰的旋转极限,进一步借助 SolidWorks 所建立的三维模型进行验证。在上述过程中,要保证选取样本在并联机器人的工作空间之内,且满足杆长变量的最大值与最小值变化要求,从而保证样本选取的可靠性与准确性。

(1) 问题描述。在 Stewart 并联机器人结构中,正向运动学求解问题的实质就是已知六个直线驱动单元的杆长伸缩变化量,求解动平台在工作过程中运动坐标系 $O_P\text{-}X_PY_PZ_P$ 相对于固定坐标系 $O_B\text{-}X_BY_BZ_B$ 的位姿矩阵。具体实施过程中,通过 BP 神经网络确定作为输入量的直线驱动单元杆长变量和代表输出量的末端执行器位姿变量的映射关系,如图 3-10 所示。

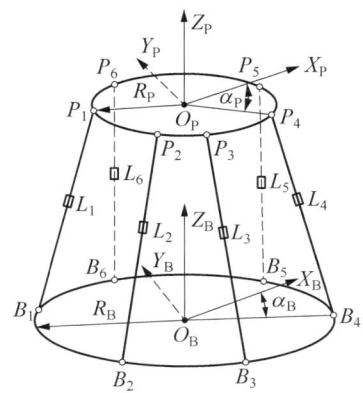

图 3-10 并联机构位置正解示意图

(2) 样本确定。利用三个独立位置参数 X_P、Y_P、Z_P 来描述动平台的位置运动范围,利用三个独立姿态参数 δ、β、α 描述动平台的姿态运动范围。确定动平台在运动过程中位置和姿态约束如下:

独立位置参数约束:$\{-3 < X_P < 3, -3 < Y_P < 3, -10 < Z_P < 10\}$;

独立姿态参数约束:$\{-5° < \delta < 5°, -5° < \beta < 5°, -15° < \alpha < 15°\}$。

2) 求解过程

样本训练过程如下:

(1) 初始化神经网络。利用 MATLAB 逆解模型将选取的 16 500 组逆解数组随机输入,选取其中 13 000 组样本数据作为训练样本,其余 3 500 组数据作为测试数据,以保证训练样本的可靠性与准确性。

(2) 归一化处理数据。由于位姿逆解中角度、弧度、位移的数量级不同,将所选取样本数据进行归一化处理,以避免数据丢失问题,提高神经网络求解准确性。

(3) 精度约束。脊柱并联手术所需的最小重复定位精度为 0.01 mm,当模型输出数据误差小于重复定位精度或达到预设最大学习次数时,则停止运算。BP 神经网络结构参数设置如图 3-11 所示,部分 MATLAB 程序代码如图 3-12 所示。

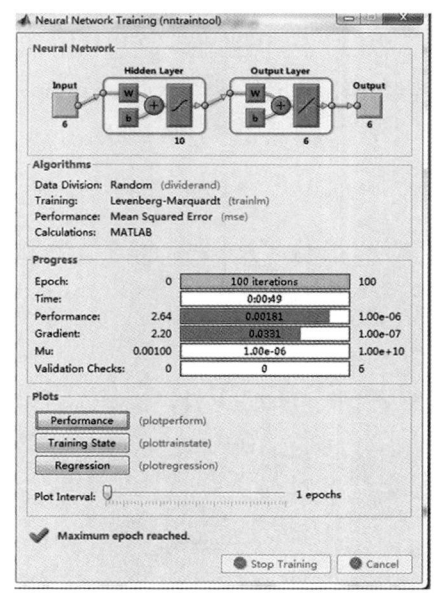

图 3-11 BP 神经网络结构参数设置

```
%% 网络参数配置
index=randperm(length(data_output));
Input_train=data_input(index(1:13000),:)';
Output_train=data_output(index(1:13000),:)';
Input_test=data_input(index(13001:end),:)';
Output_test=data_output(index(13001:end),:)';

[Inputn_train,Inputps]=mapminmax(Input_train);
[Outputn_train,Outputps]=mapminmax(Output_train);
Inputn_test=mapminmax('apply',Input_test,Inputps);
jingdu_train=0;
while jingdu_train<0.85
    net=newff(Inputn_train,Outputn_train,10,{'tansig','purelin'},'trainlm');
    net.trainParam.epochs=100;
    net.trainParam.lr=0.01;
    net.trainParam.goal=0.000001;
    net=train(net,Inputn_train,Outputn_train);
    BPOutputn_train=sim(net,Inputn_train);
    ynn_train=mapminmax('reverse',BPOutputn_train,Outputps);
    jingdu_train=1-sum(sum(abs(BPOutputn_train-Outputn_train)))/sum(sum(abs(Outputn_train)));
end
BPOutputn_test=sim(net,Inputn_test);
ynn_test=mapminmax('reverse',BPOutputn_test,Outputps);
jingdu_test=1-sum(sum(abs(ynn_test-Output_test)))/sum(sum(abs(Output_test)));
shuru=net.iw{1,1};
shuchu=net.lw{2,1};
yinhanyuzhi=net.b{1};
shuchuyuzhi=net.b{2};
name={'L1','L2','L3','L4','L5','L6'};
```

图 3-12　BP 网络部分 MATLAB 程序代码

3.2.2.5　BP 神经网络求解方法验证

为验证输出结果的准确性,通过对 BP 神经网络预测的最佳期望误差进行分析,对比网络结构的预测输出误差,结合最终输出结果分析来确定网络结构误差。如图 3-13 所示,神经网络在 100 次迭代搜索中最理想的输出误差为 0.0018136 mm,达到了脊柱微创手术对于重复定位精度低于 0.01 mm 的要求。结合正向运动学求解得到的六个独立位姿参数的绝对误差和均方差分

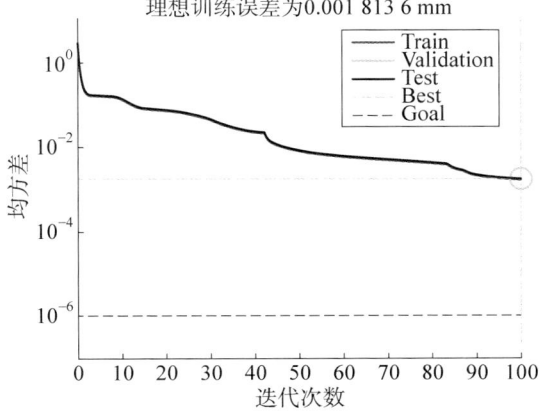

图 3-13　BP 神经网络误差补偿算法性能分析

析,进一步确定神经网络求解的有效性,判断正向运动学求解是否成功。

如图3-13所示,在经过约70次迭代搜索后,神经网络的输出结果就能达到脊柱微创手术所需要的0.01mm的重复定位精度。

网络输出的误差分析见表3-5,可知六个独立位姿参数的绝对误差和均方差都符合预期要求,从而验证了BP神经网络的准确性和有效性。

表3-5 BP神经网络预测输出误差

误差类型	δ	β	α	X_P	Y_P	Z_P
绝对误差	2.660%	2.162%	2.541%	3.093%	5.995%	0.008%
均方差	0.00205	0.00171	0.00202	0.00502	0.00422	0.00817

3.2.3 基于遗传算法优化神经网络结构

通过对上述BP神经网络结构的分析以及计算结果的验证,针对神经网络的缺点,本书探讨一种BP神经网络改进算法。改进的主要目标是针对BP神经网络初始结构难以确定而影响收敛结果的问题,利用遗传算法自适应控制搜索过程的特点,对神经网络的初始权值与阈值进行最优化,通过选择最优的权值与阈值提升BP神经网络的回归拟合效果。为了应对BP神经网络输出结果可能存在误差较大的情况,引入L-M算法对神经网络输出结果进行误差补偿,以尽可能地得到最优解。

对于三层的前反馈神经网络而言,只要训练样本不退化并尽可能保证网络结构过参数化,随机初始化后的神经网络就可以在多项式时间内搜索到全局最优解,保证训练样本距离不超过δ。对于脊柱微创手术而言,神经网络覆盖性足以达成网络过参数化。

通过遗传算法最优化神经网络结构、优化训练样本,并使用L-M算法进行结果误差补偿,最终得到适用于脊柱微创手术的局部最优解,即脊柱微创手术平台末端打入手术定位钉时的重复定位精度小于0.01mm。

3.2.3.1 遗传算法简介

遗传算法是一种迭代搜索全局最优解的算法,该方法通过模拟自然进化过程,筛选出最具适应能力的解集。其核心是自然界演化过程中的自然选择和遗传学机理,从代表问题可能潜在的解集种群开始,种群中含有一定数目经过基因编码的个体,每个个体由染色体决定其外部表现。遗传算法流程图如

图 3-14 所示。

在上述算法中,按照适者生存和优胜劣汰的原理,逐渐搜索出外在表现和适应度越来越好的解集,以生成新的解集种群;在搜索过程中自动累积和获得空间相关知识,仿照自然进化中后代种群更适应环境的特点,使得新的解域能够更好地符合目标所需的适应度要求;将个体间遗传算子进行组合交叉、编译,最终得到末代种群中的最优解集种群,实现智能化地优化搜索范围,以得到全局最优解。

遗传算法具有以下特点:

(1) 智能化。基于"优胜劣汰"的核心机理,在确定好遗传输出结果的适应度表现后,确定对初始种群的编码方案和遗传算子结构。遗传算法能够在进化过程

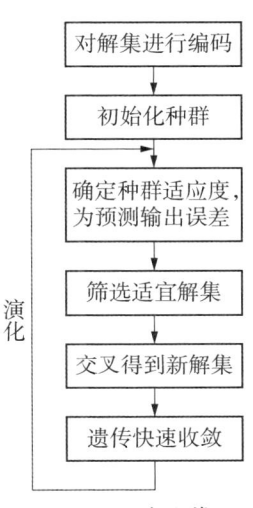

图 3-14 遗传算法流程图

中自动筛选解集,其中适应度即遗传算法输出结果的需求表现,适应度越高代表输出结果效果越好。高适应度个体中含有更符合需求的基因结构,经过基因交叉重组和基因变异,产生具有更高适应度的解集,最终得到全局最优解。遗传算法在搜索过程中自适应、自组织的特点,使其能够更智能地针对问题的不同特点进行分析,消除需要描述问题全部特点的障碍,很好地解决复杂的非结构化问题。

(2) 并行性。遗传算法按并行方式搜索整个种群,相较于对单独点的搜索,这种搜索方式可以同时获得解域空间内多个区域的信息。通过信息之间的传递和交流,遗传算法的计算效率大大提高。同时,能够避免针对单个初始值进行优化可能陷入的局部最优解问题。

(3) 全局最优化。遗传算法能通用于任何非线性、多模型、多目标函数优化以及无解析式的目标函数优化。仅使用表征输出结果优劣的适应度函数对不同解集进行筛选,在广泛应用范围内均能得到最优解。

3.2.3.2 遗传算法求解步骤

基于遗传算法的问题求解步骤如下:

(1) 在整个解域范围内随机产生 N 个随机种群;

(2) 根据目标需求对函数外在表现基因编码,计算每个个体的适应度;

(3) 判断是否达到目标要求,满足则进入终止步骤;

(4) 针对目标需求对不同适用度个体进行筛选;

(5) 按照预设的交叉概率对目标个体进行交叉操作；

(6) 按照预设的变异概率对目标个体执行变异操作；

(7) 判断输出的新个体解集是否满足解域条件，"是"则转第(2)步计算适应度，"否"则转第(4)步继续操作；

(8) 搜索输出解集种群达到预设要求，终止搜索。

3.2.3.3 遗传算法应用

本书中遗传算法的核心作用是优化 BP 神经网络的初始结构，在明确初始结构的选择范围后，通过编码确定初始结构种群，针对不同网络结构输出的理想误差确定其适应度，理想误差表现越好的结构越容易被留下，从而实现优胜劣汰的目的。通过选择、交叉和变异操作，遗传算法可以对网络结构进行多次搜索和优化，从而得到最佳的神经网络初始结构参数。针对 Stewart 并联机器人正向运动学求解问题，将遗传算法和神经网络算法相结合，具体算法流程如图 3-15 所示。

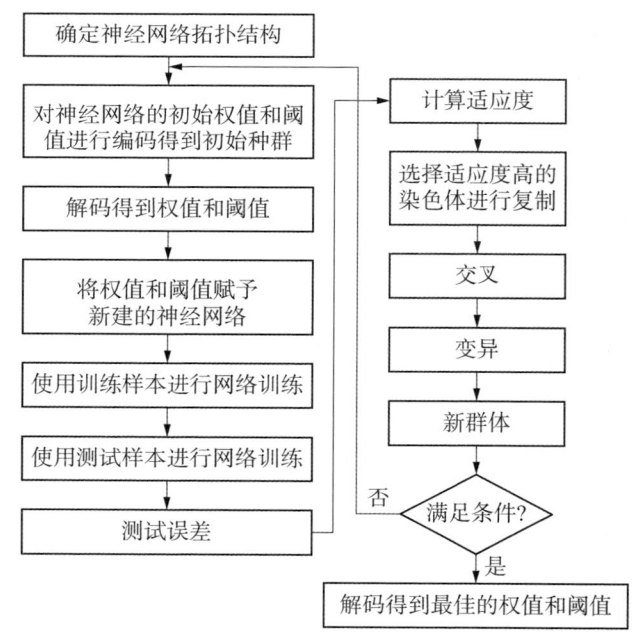

图 3-15 遗传-神经网络算法流程图

神经网络训练方法一般属于混合方式，存在网络结构的初始化选择困难，按照上述步骤可对 BP 神经网络初始结构进行全局优化。在一个 $(-R, R)$ 的随机空间中产生初始权值,经过自然选择与遗传原理,来确定最优化的网络结构与各层间的神经元节点个数。遗传操作模拟了生物基因遗传的做法。

使用实数编码的方式来对个体进行编码,即给定个体的网络初始结构均为一个字符串。字符串的组成包括网络三层结构中的阈值参数,以及每两层之间相连的权值结构参数。由于个体包含着网络结构的全部权值与阈值,因此在优化网络初始化参数后得到的最新个体就可以构成一个结构、权值、阈值确定的新的神经网络,具体实现程序如图 3-16 所示。

```
function ret=Code(lenchrom, bound)
%本函数将变量编码成染色体,用于随机初始化一个种群
% lenchrom    input  : 染色体长度
% bound       input  : 变量的取值范围
% ret         output : 染色体的编码值
flag=0;
pick=0.5;
while flag==0
    pick=rand(1,length(lenchrom));
    ret=bound(:,1)'+(bound(:,2)-bound(:,1))'.*pick; %线性插值,编码结果以实数向量存入ret中
    flag=test(lenchrom, bound, ret);    %检验染色体的可行性
end
```

图 3-16 染色体编码程序

选用适应度函数为

$$f = \frac{1}{E} \quad (3-36)$$

其中

$$E = \frac{1}{2}\sum_{k=1}^{p}\sum_{j=1}^{m}[\hat{y}_j(k) - y_j(k)]^2 \quad (3-37)$$

式中,E 为网络全局误差;$y_j(k)$ 为 j 节点的实际输出;$\hat{y}_j(k)$ 为 j 节点的期望输出。

遗传算法主要针对 BP 神经网络初始结构进行优化,其根本目标是筛选出最优神经网络初始权值与阈值,以提升求解精度。根据目标要求,其适应度表现即为最终网络输出结果的误差预测值,搜索得到网络输出结果为预测误差值最小的网络结构,将其最终定为 BP 神经网络的结构参数,具体实现程序如图 3-17 所示。

由上述程序可知,根据个体得到 BP 神经网络结构的初始结构参数,结合训练过的神经网络预测输出,把预测输出个体期望之间的误差绝对值和全局

```
function [error,e] = fun(x,inputnum,hiddennum,outputnum,net,inputn,outputn)
%该函数用来计算适应度值
%x             input      个体
%inputnum      input      输入层节点数
%outputnum     input      隐含层节点数
%inputn        input      训练输入数据
%outputn       input      训练输出数据
%error         output     个体适应度值
%提取
w1=x(1:inputnum*hiddennum);
B1=x(inputnum*hiddennum+1:inputnum*hiddennum+hiddennum);
w2=x(inputnum*hiddennum+hiddennum+1:inputnum*hiddennum+hiddennum+hiddennum*outputnum);
B2=x(inputnum*hiddennum+hiddennum+hiddennum*outputnum+1:inputnum*hiddennum+hiddennum+hiddennum*outputnum+outputnum);

%网络进化参数
net.trainParam.epochs=300;
net.trainParam.lr=0.01;
net.trainParam.goal=0.001;
net.trainParam.show=100;
net.trainParam.showWindow=0;
%网络权值赋值
net.iw{1,1}=reshape(w1,hiddennum,inputnum);
net.lw{2,1}=reshape(w2,outputnum,hiddennum);
net.b{1}=reshape(B1,hiddennum,1);
net.b{2}=B2';
%网络训练
net=train(net,inputn,outputn);
an=sim(net,inputn);
error=1/(1+sumsqr(an-outputn));%适应度
e=sumsqr(an-outputn);
end
```

图 3-17 适应度计算程序

网络输出误差 E 作为个体之间适应度的表现。每个个体都具有独特的权重值与偏置值,把单独个体的网络输出与期望输出之间的误差设置为个体适应性。个体适应值 F 的计算公式为

$$F = k \left(\sum_{i=1}^{n} abs(y_i - o_i) \right) \quad (3-38)$$

式中,n 为网络输出结构的节点数;y_i 为神经网络第 i 个节点的期望输出;o_i 为第 i 个节点的实际输出;k 为系数。

在确定适应度函数后,执行选择程序。针对期望输出结果的需求对适应度个体进行筛选,在种群中筛选出适应度表现更好的个体,达到优胜劣汰的目的。将经过优胜劣汰得到的表现更好的个体解集遗传到下一代进行后续处理,以得到更好的输出结果。选择的方法采用比例选择法,其核心思想为:不同个体被选择的概率与适应度表现的优良成正比,且全部个体的选择概率的总和不超过 1。通过该方法,可得到不同输出个体被遗传到下一代种群中的概率,以及不同个体经过筛选后的累积概率,进而得到更好的输出解集。个体被

第3章 基于神经网络的脊柱微创手术并联机器人运动学

选择后随机组合成新的解集,为后续工作做好准备。

不同个体 i 的选择概率为

$$\left. \begin{array}{l} f_i = \dfrac{k}{F_i} \\ P_i = \dfrac{J_i}{\sum\limits_{i=1}^{N} f_i} \end{array} \right\} \quad (3-39)$$

式中,f_i 为个体 i 的适应度选择系数,是基于个体 i 的适应值系数 F 的倒数(该系数用于保持选择压力的方向正确性,保持种群的多样性,在多轮遗传计算后把适应值 F 过大的选择个体排除,给适应度较小的个体被选择的机会,以保持种群的多样性);F_i 为个体 i 的适应度值;P_i 为不同个体 i 被选择的概率;由于适应度值越低越好,所以个体选择前对适应度求倒数;k 为系数;N 为种群个体数目。

具体实现程序如图 3-18 所示。

```
function [error,e] = fun(x,inputnum,hiddennum,outputnum,net,inputn,outputn)
%该函数用来计算适应度值
%x          input      个体
%inputnum   input      输入层节点数
%outputnum  input      隐含层节点数
%inputn     input      训练输入数据
%outputn    input      训练输出数据
%error      output     个体适应度值
%提取
w1=x(1:inputnum*hiddennum);
B1=x(inputnum*hiddennum+1:inputnum*hiddennum+hiddennum);
w2=x(inputnum*hiddennum+hiddennum+1:inputnum*hiddennum+hiddennum+hiddennum*outputnum);
B2=x(inputnum*hiddennum+hiddennum+hiddennum*outputnum+1:inputnum*hiddennum+hiddennum+hiddennum*outputnum+outputnum);

%网络进化参数
net.trainParam.epochs=300;
net.trainParam.lr=0.01;
net.trainParam.goal=0.001;
net.trainParam.show=100;
net.trainParam.showWindow=0;
 %网络权值赋值
net.iw{1,1}=reshape(w1,hiddennum,inputnum);
net.lw{2,1}=reshape(w2,outputnum,hiddennum);
net.b{1}=reshape(B1,hiddennum,1);
net.b{2}=B2';
%网络训练
net=train(net,inputn,outputn);
an=sim(net,inputn);
error=1/(1+sumsqr(an-outputn));%适应度
e=sumsqr(an-outputn);
end
```

图 3-18 遗传筛选程序

通过对神经网络结构参数的选择解域的筛选,可以得到适应度表现最好的解集。交叉算子对筛选后的解集做进一步处理,将不同个体的结构特征互换、重组以生成新的解集,保证种群的活性,在整个求解过程中起到核心作用。更具活力和适应度的新解集,使算法的求解能力和求解速度得到了飞跃和提升。

交叉算法使个体之间代表其外在表现的染色体在某一相同位置切断,前后两串分别交叉组合形成两个新的染色体,期望通过将有益的基因组合在一起,得到适应度表现更好的结果。在每一轮计算循环之中,个体所含有的染色体选择是随机的,交叉位置也是随机的,根据设定好的交叉概率随机选择两个染色体进行交叉,之后检测新得到的两个染色体与原染色体之间的适应度表现。若两个染色不是都可行则重新交叉,直到得到表现更好的染色体结果。具体实现程序如图 3-19 所示。

```
for i=1:sizepop
    % 随机选择两个染色体进行交叉
    pick=rand(1,2);
    while prod(pick)==0
        pick=rand(1,2);
    end
    index=ceil(pick.*sizepop);
    % 交叉概率决定是否进行交叉
    pick=rand;
    while pick==0
        pick=rand;
    end
    if pick>pcross
        continue;
    end
    flag=0;
    while flag==0
        % 随机选择交叉位
        pick=rand;
        while pick==0
            pick=rand;
        end
        pos=ceil(pick.*sum(lenchrom));   %随机选择进行交叉的位置,即选择第几个变量进行交叉,注意:两个染色体交叉的位置相同
        pick=rand;  %交叉开始
        v1=chrom(index(1),pos);
        v2=chrom(index(2),pos);
        chrom(index(1),pos)=pick*v2+(1-pick)*v1;
        chrom(index(2),pos)=pick*v1+(1-pick)*v2;  %交叉结束(算术交叉)
        flag1=test(lenchrom,bound,chrom(index(1),:));    %检验染色体1的可行性
        flag2=test(lenchrom,bound,chrom(index(2),:));    %检验染色体2的可行性
        if   flag1*flag2==0
            flag=0;
        else flag=1;
        end    %如果两个染色体不是都可行,则重新交叉
    end
end
ret=chrom;
```

图 3-19 交叉算子程序

由于上文对个体编码进行实数编码,所以也采用实数交叉法对个体特征进行交叉,个体中第 k 个染色体和第 l 个染色体之间的交叉操作如下:

$$\left.\begin{array}{l} a_{kj} = a_{kj}(1-b) + a_{lj}b \\ a_{lj} = a_{lj}(1-b) + a_{kj}b \end{array}\right\} \quad (3-40)$$

为保证式中交叉算子的随机性,b 取 0 到 1 之间的随机数。

在交叉运算得到新的染色体过程中,交叉算子会使解域产生新的特征,诞生具有变异染色体的新解集。在上述过程中,神经网络结构参数解集群体产生新的变化,能够输出新的适应度表现,期望使用更高适应度表现的网络结构能够得到更低的输出结果误差。经过交叉算子的处理后,新的解集进入变异步骤。

变异算子的作用在于,当遗传算法将神经网络结构参数经过交叉接近最高适应度输出结果邻域时,利用变异操作产生具有新特征的解集种群,保持种群的多样性和活力。具体实现程序如图 3-20 所示。

```
for i=1:sizepop    %每一轮for循环中,可能会进行一次变异操作,染色体是随机选择的,变异位置也是随机选择的,
    %但该轮for循环中是否进行变异操作则由变异概率决定(continue控制)
    % 随机选择一个染色体进行变异
    pick=rand;
    while pick==0
        pick=rand;
    end
    index=ceil(pick*sizepop);
    % 变异概率决定该轮循环是否进行变异
    pick=rand;
    if pick>pmutation
        continue;
    end
    flag=0;
    while flag==0
        % 变异位置
        pick=rand;
        while pick==0
            pick=rand;
        end
        pos=ceil(pick*sum(lenchrom));    %随机选择了染色体变异的位置,即选择了第pos个变量进行变异

        pick=rand; %变异开始
        fg=(rand*(1-num/maxgen))^2;
        if pick>0.5
            chrom(i,pos)=chrom(i,pos)+(bound(pos,2)-chrom(i,pos))*fg;
        else
            chrom(i,pos)=chrom(i,pos)-(chrom(i,pos)-bound(pos,1))*fg;
        end     %变异结束
        flag=test(lenchrom,bound,chrom(i,:));     %检验染色体的可行性
    end
end
ret=chrom;
```

图 3-20 变异算子程序

选取第 i 个个体的 j 个基因 a_{ij} 进行变异操作的方法如下：

$$a_{ij} = \begin{cases} a_{ij} + (a_{ij} - a_{\max}) * f(g), & r > 0.5 \\ a_{ij} + (a_{\min} - a_{ij}) * f(g), & r \leqslant 0.5 \end{cases}$$

$$f(g) = r_2^2 \left(1 - \frac{g}{G_{\max}}\right)^2$$

式中，$a_{\max}$ 为基因 a_{ij} 的上限；$a_{\min}$ 为基因 a_{ij} 的下限；$f(g)$ 为随机数；g 为当前的迭代次数；$G_{\max}$ 为设定的最大进化次数；r 为 0 到 1 之间的随机数；r_2 为控制变异步长的随机因子，每次变异时，r_2 随机生成，使变异幅度在相同迭代次数下动态调整，增强种群多样性。

在整个变异过程中，变异的位置是随机的，解集经过选择、交叉、编译运算后得到适应度更好的下一代解集。在遗传算法中，变异算子作为交叉算子的辅助，具有优秀的局部搜索能力，能够进一步优化交叉算子的输出结果。当经过变异算子求解输出的网络结构参数个体达到预设迭代次数，或输出结果的适应度表现不再提高时，算法终止。其输出结果即为 BP 神经网络初始结构参数的最优化结构。通过优化神经网络结构，提升神经网络输出正向运动学结果的准确性，最终提升脊柱微创手术机器人的运动精度，保证手术安全实施，降低风险。

3.2.4 基于 L‑M 算法的正解补偿

针对 BP 神经网络本身的收敛速度较慢、经过较多次数的迭代后可能导致输出结果精度下降的问题，通过设计补偿器可优化神经网络的迭代初值，使正向运动学模型具有更好的动态响应和鲁棒性。

Stewart 平台正解补偿器主要基于 L‑M 算法改进网络，神经网络初始结构已经经过训练优化，遗传算法迭代搜索新的初始结构使其具有更优秀的权值与阈值，对于神经网络的输出结果，能够忽略其导数项中二阶及以上的数据，在其迭代范围做线性近似。上述方法将问题转化为最小二乘法线性问题，如式（3‑41）所示：

$$E = \frac{1}{2} \sum \sum (d_{kj} - y_{kj})^2 = \frac{1}{2} \sum_k (\varepsilon^k)^2 = \frac{1}{2} \|\varepsilon\|^2 \quad (3-41)$$

式中，E 为误差平方和；d_{kj} 为输出期望值；y_{kj} 为实际输出值。该方法具有快速收敛的特性，能够改善和优化神经网络的输出结果。

利用 L-M 算法对脊柱微创手术机器人的位姿正解的迭代初值进行非线性校正。采用 MATLAB 的 Simulink 搭建的建模仿真模型并结合 SolidWorks 模型，使样本能够选取在工作空间范围之内，保证手术机器人末端执行器处于位姿值变化范围内，同时满足直线运动单元杆长变化量的运动极限。在训练过程中，改进的神经网络能够不断地对网络自身参数进行调整和修正，实现非线性系统与函数关系的映射，保证输入样本和输出样本的可靠性和有效性。

3.2.5 实验结果验证

采用 SolidWorks 建立 Stewart 平台模型，并制造出第一代样机，如图 3-21 所示。根据前文设计确定的本体结构参数，取工作平台半径为 73 mm，铰链中心圆直径为 60 mm，相邻两组铰链夹角为 25°。静平台工作半径为 86 mm，虎克铰外接中心圆直径为 70 mm，相邻两组铰链夹角为 40°，两组虎克铰几何中心线夹角为 120°，直线运动单元初始位置长为 75 mm。

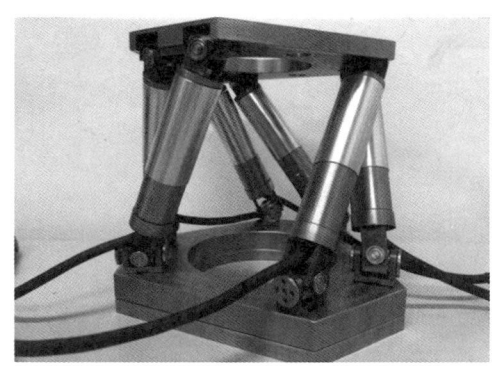

图 3-21 基于 Stewart 平台的第一代样机

利用上述样机，对比传统 BP 神经网络误差补偿算法、BFGS 拟牛顿算法与本书遗传网络改进算法的网络输出结果，以验证本书算法的可行性。如图 3-22 所示，基于 BP 神经网络误差补偿训练模型达到目标精度 0.01 mm 所需迭代次数约为 45 次，理想训练误差为 0.001 813 6 mm；如图 3-23 所示，基于 BFGS 拟牛顿算法训练模型达到目标精度所需迭代次数约为 35 次，理想训练误差为 0.001 166 2 mm；如图 3-24 所示，基于遗传-神经网络混合算法达到目标精度所需迭代次数仅仅需要大约 20 次，理想训练误差为 0.000 713 46 mm。可以看出，遗传-神经网络模型迭代次数、网络运算时间与理想误差输出结果均有较大程度的提高。

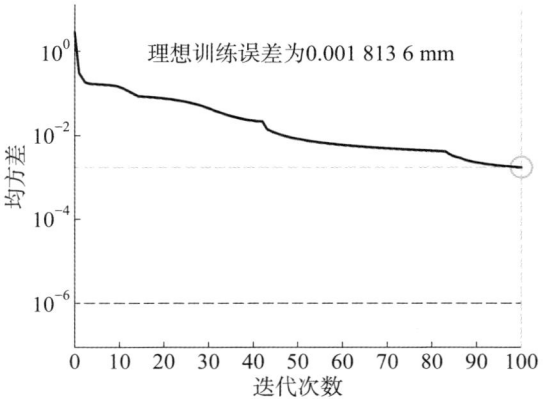

图 3-22 BP 神经网络误差补偿算法性能分析

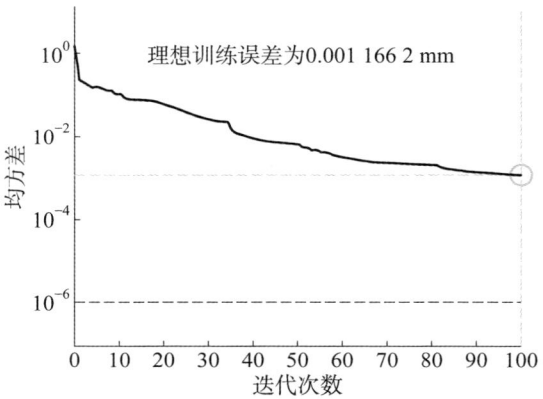

图 3-23 BFGS 拟牛顿算法误差性能分析

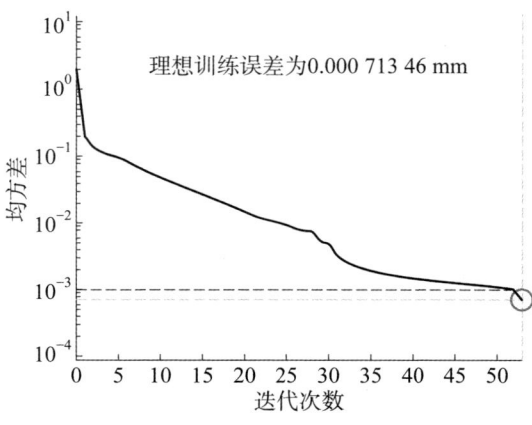

图 3-24 遗传-神经网络算法误差性能分析

图 3-25～图 3-28 为遗传-神经网络算法的模型预测误差和预测结果对比。图 3-25 和图 3-26 能够反映三个姿态独立参数角度值的网络预测结果、预测误差,与实际输出结果、姿态误差的对比。图中角度值预测误差结果均小于 3.5×10^{-3} rad,预测结果与真实值基本吻合。图 3-27 和图 3-28 能够反映三个位置独立参数直线运动单元杆长变化量的网络预测结果、预测误差,与实际输出结果、位置误差的对比。图中杆长变化量预测误差结果均小于 5×10^{-3} mm,预测结果与真实结果基本吻合。遗传-神经网络算法流程图如图 3-15 所示。

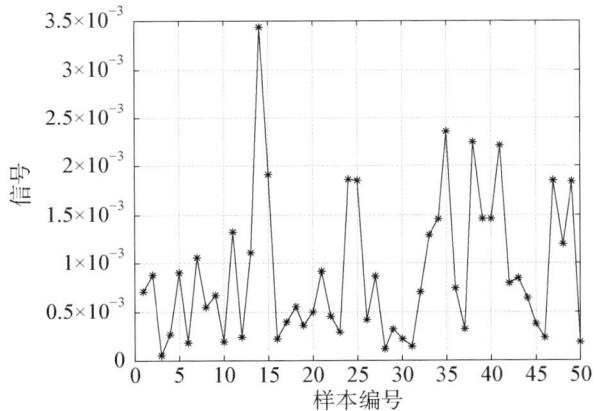

图 3-25 角度值网络预测误差对比

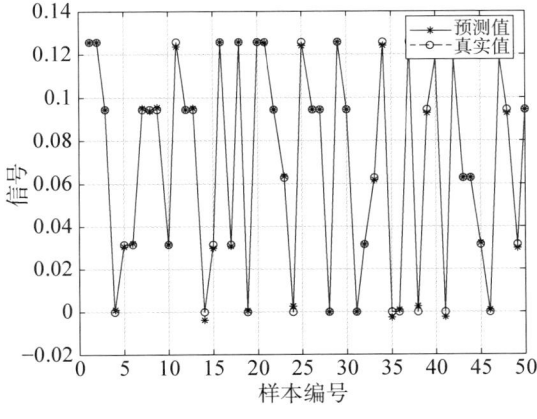

图 3-26 角度值网络预测结果对比

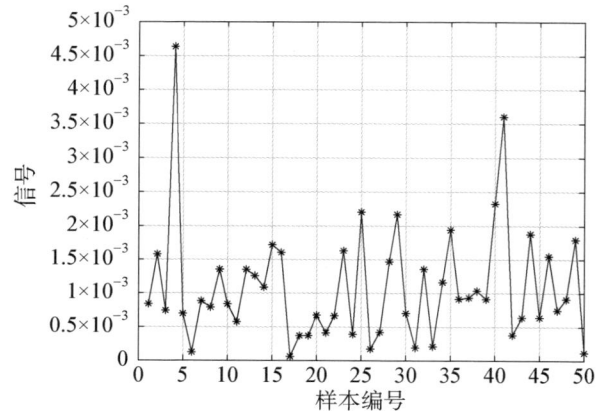

图 3-27 杆长变化量网络预测误差对比

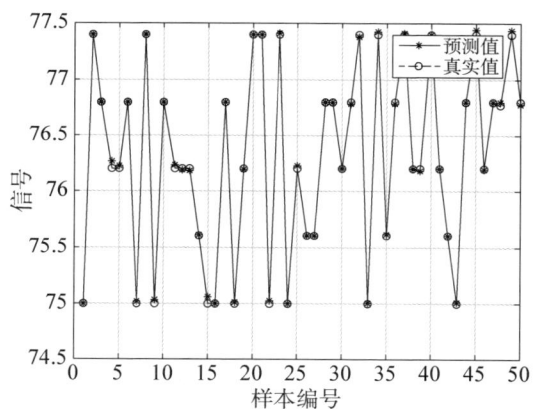

图 3-28 杆长变化量网络预测结果对比

综上,本章基于 D-H 矩阵法建立了 Stewart 并联机器人的运动学方程;基于该方程,首先研究并提出了该机器人的逆向运动学求解方法;针对该并联机器人正向运动学求解难题,提出了一种求解模型,并给出了一种解析解求解方法;此外,基于 BP 神经网络学习方法,提出了该并联机器人的一种正向运动学数值解法;之后,基于遗传算法优化神经网络结构提出了另外一种并联机器人的正向运动学数值解法。

第4章 基于对偶四元数的脊柱微创手术并联机器人运动学

用于机器人运动学分析的数学方法有很多种，主要分为向量法和代数法两大类。典型的向量法包括 Denavit-Hartenberg 矩阵法、旋量理论和单位四元数。单位对偶四元数是对四元数表示的扩展，其实部类似于单位四元数，可以表示三维旋转，其对偶部（类似于虚数的虚部）可以表示三维移动。本章利用对偶四元数方法的优势，提出脊柱手术并联机器人的正向运动学和逆向运动学求解方法。

并联机器人的正解需要根据六个关节变量求解上平台的位姿，这里虽然广义矩阵的表示仅需要六个参数，但是齐次矩阵表示位置需要三个参数、表示姿态需要九个参数，一共十二个参数。而对偶四元数表示的位姿一共八个参数，在正解求解中更为简洁。

4.1 六自由度并联机器人平台概述

本书设计的六自由度并联机器人采用构型为 6-SPS 的 Stewart 平台（图 4-1）。在实际应用中，受球铰链的加工精度与装配精度所限，直接使用球铰链可能会有较大的间隙，并引入未知的误差。因此，可用一个虎克铰与不同转轴的转动副对球铰链进行替代。又因为 S-P-S 运动链中有两个同轴的旋转轴构成公共约束，因此可以减少一个重复的转动副，将运动链改为 U-P-U-R，即虎克铰-移动副-虎克铰-转动副的运动链，其中移动副为主要负载与运动的关节。

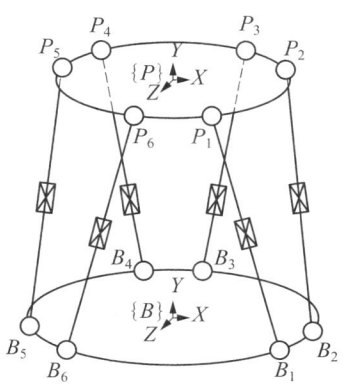

图 4-1　6-SPS 型 Stewart 平台

如图 4-1 所示的 Stewart 平台中，上下平台的虎克铰两两成对，均匀分布在圆上，并且在零位时，上平台的短边对应下平台的长边。并联机器人下平台坐标系用 $\{B\}$ 来表示，上平台坐标系则为 $\{P\}$；虎克铰所在圆的圆心是两坐标系的原点，X 轴平行于边 B_1B_6，Z 轴与圆的平面垂直，延伸向上。主要的机构参数分别为：

(1) 六个移动副的长度 l_1、l_2、l_3、l_4、l_5、l_6；
(2) 上平台虎克铰位置所在圆的半径 R_P；
(3) 下平台虎克铰位置所在圆的半径 R_B；
(4) 上平台成对虎克铰对应夹角 ψ_P；
(5) 下平台成对虎克铰对应夹角 ψ_B。

一旦上下平台的半径与夹角确定，则上下平台的虎克铰位置可以确定，其中 P_1、P_2、P_3、P_4、P_5、P_6 为上平台虎克铰中心在上平台坐标系 $\{P\}$ 中的坐标，B_1、B_2、B_3、B_4、B_5、B_6 为下平台虎克铰中心在下平台坐标系 $\{B\}$ 中的坐标。在六个移动副长度 l_1、l_2、l_3、l_4、l_5、l_6 确定后，上下平台相对位置关系也确定下来。移动副长度对机构的影响与控制需要通过运动学来研究，除去移动副以外的其余四个参数即机构优化的目标。由于四个参数若同时增大，则工作空间的优化结果会发散，无法收敛。因此需要固定下平台的半径 R_B，防止优化结果发散。

根据第一代样机，确定本书设计的并联机构参数为：上平台半径 $R_P=60\text{ mm}$，下平台半径 $R_B=70\text{ mm}$，上下虎克铰间角均为 $30°$，则上下平台各自坐标系内的铰点位置坐标见表 3-3，下平台坐标系下的坐标及移动副向量见表 3-4。

上述 Stewart 平台的机构运动简图如图 4-1 所示。为方便描述，规定如下：上平台坐标系 $\{P\}$ 建立在上平台的中心，X 轴与短边平行，Y 轴与短边垂直且方向背向中心，Z 轴根据右手定则确定；下平台坐标系 $\{B\}$ 建立在下平台的中心，X 轴与长边平行，Y 轴与长边垂直且方向背向中心，Z 轴通过右手定则确定。本书以下平台坐标系为基坐标系，上平台的位姿描述均在下平台坐标系内。上平台虎克铰中心在上平台坐标系 $\{P\}$ 内表示为 $P=[P_1,P_2,P_3,P_4,P_5,P_6]$，下平台虎克铰中心在下平台坐标系 $\{B\}$ 内表示为 $B=[B_1,B_2,B_3,B_4,B_5,B_6]$。

4.2 基于对偶四元数的并联机器人运动学

本节将讨论用对偶四元数描述六自由度并联机器人空间转动和移动的方

法,建立基于对偶四元数的运动学方程。对偶四元数是近年来兴起的研究刚体三维运动的新的数学工具,相比齐次矩阵法,其形式更为简洁,能够直观地表述刚体的空间运动,并且在求并联机器人的正解时,所需的未知数更少。

4.2.1 对偶四元数简介

单位对偶四元数是对四元数表示的扩展。其实部类似于单位四元数,可以表示三维旋转,其对偶部(类似于虚数的虚部)可以表示三维移动。并联机器人的齐次矩阵表示方法中,常用一个平移向量 $\vec{p}$ 与基于欧拉角的旋转矩阵 R 构成一个 4×4 的增广矩阵,虽然这种方法便于直观地理解并联机器人的运动学方程,其实际的变量只有六个,但是由三个欧拉角衍生出大量的三角函数,导致计算量大幅增加。而对偶四元数虽然更难以理解,但是可以简洁地表示移动与旋转,有效地简化计算。

对偶四元数由四元数扩展而来,均源自 Clifford 代数,一个四元数可以分为两个组成部分:一个三维向量 $\vec{v}=(v_1,v_2,v_3)$ 和一个标量 s,四元数 $q=[s,\vec{v}]$, $\|q\|=\sqrt{q\circ q^*}$,其中 $q^*=[s,-\vec{v}]$ 是四元数 q 的共轭。对偶四元数的运算则为

$$\left.\begin{aligned} q_1+q_2 &= [s_1+s_2, \vec{v}_1+\vec{v}_2] \\ \lambda q &= [\lambda s, \lambda \vec{v}] \\ q_1 \circ q_2 &= [s_1 s_2 - \vec{v}_1 \cdot \vec{v}_2, s_1\vec{v}_2+s_2\vec{v}_1+\vec{v}_1\times\vec{v}_2] \end{aligned}\right\} \quad (4-1)$$

式中,λ 为标量。

根据 Euler 定理,绕单位轴 $\vec{n}$ 转动幅度 θ 的旋转,可以由单位四元数 $q=\left[\cos\left(\dfrac{\theta}{2}\right), \sin\left(\dfrac{\theta}{2}\right)\vec{n}\right]$ 描述。若向量 $\vec{m}$ 转动后表示为 m',则四元数表示的转动计算为

$$m'=q\circ m\circ q^* \quad (4-2)$$

计算时,可以将向量 $\vec{m}$ 视为标量为 0 的四元数,遵循四元数的计算法则,则有

$$2\dot{q}=\omega\circ q \quad (4-3)$$

式中,ω 是转动的角速度。

与四元数类似,对偶数亦是一种 Clifford 代数,其定义为

$$\hat{z} = a + b\varepsilon \qquad (4-4)$$

式中，$\varepsilon^2 = 0$ 且 $\varepsilon \neq 0$；a 为实部；b 为对偶部。

对偶数的加法、数乘、乘法运算法则为

$$\left.\begin{aligned} \hat{z}_1 + \hat{z}_2 &= a_1 + a_2 + (b_1 + b_2)\varepsilon \\ \lambda\hat{z} &= \lambda a + \lambda b\varepsilon \\ \hat{z}_1\hat{z}_1 &= a_1 a_2 + (a_1 b_2 + a_2 b_1)\varepsilon \end{aligned}\right\} \qquad (4-5)$$

式中，λ 为标量。

对偶数由于其自变量大于等于 2 的幂函数均等于零，其泰勒展开式为

$$f(a + b\varepsilon) = f(a) + f'(a)b\varepsilon \qquad (4-6)$$

从而可得

$$\left.\begin{aligned} \sin(a + b\varepsilon) &= \sin a + \cos a \cdot b\varepsilon \\ \cos(a + b\varepsilon) &= \cos a - \sin a \cdot b\varepsilon \end{aligned}\right\} \qquad (4-7)$$

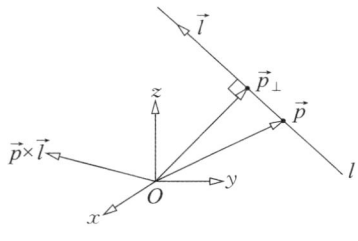

图 4-2 Plücker 直线

对偶数的应用主要见于对偶向量，即元素为对偶数的向量。单位对偶向量可以表示空间直线，其实部表示单位方向，对偶部表示相对坐标原点的矩。直线的矩为直线上的点向量与直线的单位方向向量的向量积。此处，单位对偶向量即 Plücker 直线。过点 P 方向向量为 $\vec{l}$ 的直线，其 Plücker 表示为 $\hat{l} = \vec{l} + \vec{k}\varepsilon$，其中直线矩 $\vec{m} = \vec{p} \times \vec{l}$，如图 4-2 所示。

直线间的关系可以参考 Plücker 直线的运算得出，两条 Plücker 直线的标量积等于对偶角 $\hat{\theta} = \theta + d\varepsilon$ 的余弦，即 $\hat{l}_1 \cdot \hat{l}_2 = \cos\hat{\theta}$。另外，在对偶角中，$\theta$ 的物理意义为两直线的交角，d 的物理意义为两直线的公垂线长度。两条 Plücker 直线的向量积无特殊之处，即 $\hat{l}_1 \times \hat{l}_2 = \sin\hat{\theta} \cdot \hat{n}$，新的 Plücker 直线 $\hat{n}$ 为两直线的公垂线。

对偶四元数即元素为四元数的对偶数 $\hat{q} = b + e\varepsilon$，也可表示为元素为对偶数的四元数 $\hat{q} = [\hat{s}, \hat{\boldsymbol{v}}]$。普通四元数可以视为对偶部为零的对偶四元数。对偶四元数的计算可表示为

$$\left.\begin{aligned} \hat{q}_1 + \hat{q}_2 &= [\hat{s}_1 + \hat{s}_2, \hat{\boldsymbol{v}}_1 + \hat{\boldsymbol{v}}_2] \\ \lambda\hat{q} &= [\lambda\hat{s}, \lambda\hat{\boldsymbol{v}}] \\ \hat{q}_1 \circ \hat{q}_2 &= [\hat{s}_1\hat{s}_2 - \hat{\boldsymbol{v}}_1 \cdot \hat{\boldsymbol{v}}_2, \hat{s}_1\hat{\boldsymbol{v}}_2 + \hat{s}_2\hat{\boldsymbol{v}}_1 + \hat{\boldsymbol{v}}_1 \times \hat{\boldsymbol{v}}_2] \end{aligned}\right\} \qquad (4-8)$$

第4章 基于对偶四元数的脊柱微创手术并联机器人运动学

式中，λ 为标量。

对偶四元数的共轭为四元数共轭 $\hat{q}^* = b^* + e^* \varepsilon$，对偶四元数的范数为 $\|\hat{q}\| = \sqrt{\hat{q} \circ \hat{q}^*}$，用来表示刚体运动的对偶四元数的范数为1，因此在使用对偶四元数来表示刚体运动时具有约束：

$$\|\hat{q}\|^2 = (b + e\varepsilon)(b^* + e^*\varepsilon) = bb^* + (be^* + eb^*)\varepsilon = \|b\|^2 + 2\mathrm{Re}(be^*)\varepsilon = 1 \tag{4-9}$$

式中，$\mathrm{Re}(be^*)$ 表示四元数 be^* 的实部，即标量部分，此处 $\mathrm{Re}(be^*) = \mathrm{Re}(b^*e)$。

由此可得约束

$$\left.\begin{array}{l}\|b\| = 1 \\ \mathrm{Re}(be^*) = 0\end{array}\right\} \tag{4-10}$$

刚体的一般运动可以用单位对偶四元数 $\hat{q} = b + e\varepsilon$ 表示，其中 b 为单位四元数表示的转动矩阵 R，而 e 是 b 与位移向量 $\vec{p}$ 的函数，$e = \dfrac{\vec{p}b}{2}$，位移向量 $\vec{p}$ 也可以表示为 $\vec{p} = 2eb^*$，则对偶四元数也可表示为 $\hat{q} = b + \dfrac{1}{2}\vec{p}b\varepsilon$。设一个单位四元数为 $b = b_0 + b_1\vec{i} + b_2\vec{j} + b_3\vec{k}$，用单位四元数表示旋转矩阵为

$$R = \begin{bmatrix} 2(b_0^2 + b_1^2) - 1 & 2(b_1b_2 - b_0b_3) & 2(b_1b_3 + b_0b_2) \\ 2(b_1b_2 + b_0b_3) & 2(b_0^2 + b_2^2) - 1 & 2(b_2b_3 - b_0b_1) \\ 2(b_1b_3 - b_0b_2) & 2(b_2b_3 + b_0b_1) & 2(b_0^2 + b_3^2) - 1 \end{bmatrix} \tag{4-11}$$

设 $\hat{h} = b + e\varepsilon = b_0 + b_1\vec{i} + b_2\vec{j} + b_3\vec{k} + (e_0 + e_1\vec{i} + e_2\vec{j} + e_3\vec{k})\varepsilon$ 表示一个刚体变换的对偶四元数，则其与等效的齐次变换矩阵之间的关系为

$$T = \begin{bmatrix} 2(b_0^2 + b_1^2) - 1 & 2(b_1b_2 - b_0b_3) & 2(b_1b_3 + b_0b_2) & 2(-b_1e_0 + b_0e_1 - b_3e_2 + b_2e_3) \\ 2(b_1b_2 + b_0b_3) & 2(b_0^2 + b_2^2) - 1 & 2(b_2b_3 - b_0b_1) & 2(-b_2e_0 - b_3e_1 + b_0e_2 + b_1e_3) \\ 2(b_1b_3 - b_0b_2) & 2(b_2b_3 + b_0b_1) & 2(b_0^2 + b_3^2) - 1 & 2(-b_3e_0 - b_2e_1 + b_1e_2 + b_0e_3) \\ 0 & 0 & 0 & 1 \end{bmatrix} \tag{4-12}$$

单位对偶四元数也可以类似四元数写为螺旋运动的显示方程：绕对偶向量 $\hat{\boldsymbol{n}}$ 的实部方向旋转 $\hat{\theta}$ 的实部角度，再沿对偶向量 $\hat{\boldsymbol{n}}$ 的对偶部方向平移 $\hat{\theta}$ 的对偶部距离，则

$$\hat{q} = \left[\cos\left(\frac{\hat{\theta}}{2}\right), \sin\left(\frac{\hat{\theta}}{2}\right)\hat{\boldsymbol{n}}\right] \brace 2\dot{\hat{q}} = \hat{\omega} \circ \hat{q}} \quad (4-13)$$

式中，$\hat{\omega} = \omega + (t + t \times \omega)\varepsilon$ 为对偶向量，也称作旋量。

4.2.2 逆向运动学

由于并联机器人的逆向运动学求解容易，各支链的运动状态都可以表示成动平台位姿参数的函数。将动平台的位姿设为广义坐标 X，由一组能描述其六自由度运动的参数组成。组成并联机器人的运动链的几何关系可以用所有关节的变量表示，其中所有主动关节的变量组成一个向量，用 θ 表示，从而可以建立运动学方程

$$E(\theta, X) = 0 \quad (4-14)$$

逆向运动学求解是在 X 已知的情形下根据方程求解 θ。广义坐标 $X = (x, y, z, \alpha, \beta, \gamma)$ 可以用对偶四元数表示为 $\hat{X} = b + e\varepsilon = (b_0, \vec{b}, e_0, \vec{e})$。由欧拉角转换成四元数的公式为

$$b = \begin{bmatrix} b_0 \\ b_1 \\ b_2 \\ b_3 \end{bmatrix} = \begin{bmatrix} \cos(\alpha/2)\cos(\beta/2)\cos(\gamma/2) + \sin(\alpha/2)\sin(\beta/2)\sin(\gamma/2) \\ \sin(\alpha/2)\cos(\beta/2)\cos(\gamma/2) - \cos(\alpha/2)\sin(\beta/2)\sin(\gamma/2) \\ \cos(\alpha/2)\sin(\beta/2)\cos(\gamma/2) + \sin(\alpha/2)\cos(\beta/2)\sin(\gamma/2) \\ \cos(\alpha/2)\cos(\beta/2)\sin(\gamma/2) - \sin(\alpha/2)\sin(\beta/2)\cos(\gamma/2) \end{bmatrix}$$

$$(4-15)$$

进而

$$e = \frac{\vec{p}b}{2} = \frac{1}{2} \cdot [0, \vec{p}] \circ [b_0, \vec{b}] = \begin{bmatrix} (-xb_1 - yb_2 - zb_3)/2 \\ (xb_0 + yb_3 - zb_2)/2 \\ (-xb_3 + yb_0 + zb_1)/2 \\ (xb_2 - yb_1 + zb_0)/2 \end{bmatrix} \quad (4-16)$$

由此，计算得到广义坐标的对偶四元数表达式。

若根据夹角与外接圆半径求得上平台的虎克铰点的坐标为 $P = (p_1, p_2, p_3, p_4, p_5, p_6)$，下平台的虎克铰点的坐标 $B = (b_1, b_2, b_3, b_4, b_5, b_6)$，则求解方程为

$$E(x) = \theta \quad (4-17)$$

$$\hat{x}P\hat{x}^* - B = \vec{l} \qquad (4-18)$$

其中,主动关节变量 θ 即为 $\|\vec{l}\|$。可以发现,对偶四元数在并联机器人逆解的求解过程中,其形式与齐次变换矩阵类似,没有采用九个参数构造旋转矩阵 R,而是采用对偶四元数表示四个参数以及用平移向量表示上平台位姿。

4.2.3 正向运动学

运动学正解是已知关节变量 θ 的条件下建立方程求解 X。当 X 用动平台的位置向量 $\vec{p}$ 和用单位四元数表示的动平台旋转 b 进行参数化时,运动学方程为

$$E_1(\theta) = p + bPb^* \qquad (4-19)$$

因为表示刚体运动的单位对偶四元数中的虚部四元数可以表示为位移向量与实部四元数的函数,则在此构造其虚部 $e = \frac{1}{2}\vec{p}b$、$\vec{p} = 2eb^*$,则式(4-19)变形为

$$E_2(\theta)b = 2e + bP \qquad (4-20)$$

求其内积为

$$(E_2(\theta)b)(E_2(\theta)b) = (2e+bP)(2e+bP) \qquad (4-21)$$

对式(4-21)进行化简得

$$\|E_2(\theta)\|^2 = 4\|e\|^2 + \|P\|^2 + 2ebP + 2be^*P \qquad (4-22)$$

由于式(4-22)中仅含有 e、b 的二次项($\|b\|^2 = 1$)与常数项($\|P\|^2$,$\|E(\theta)^2\|$),则可将其改写为 x 的二次型形式:

$$f_i(x) = \frac{1}{2}x^T M_i x - C_i = 0 \ (i = 1, 2, \cdots, 6) \qquad (4-23)$$

式中,M_i 为机器人构造参数确定的常数矩阵;C_i 为由关节变量与机器人构造参数计算出的常数。该式加上对偶四元数在表示刚体运动时的约束可改写为

$$\left.\begin{aligned}
f_7(x) &= \frac{1}{2}x^T M_7 x - 1 = 0 \\
f_8(x) &= \frac{1}{2}x^T M_8 x = 0 \\
M_7 &= \begin{pmatrix} 2\mathbf{I}^{4\times 4} & 0 \\ 0 & 0^{4\times 4} \end{pmatrix} \\
M_8 &= \begin{pmatrix} 0^{4\times 4} & \mathbf{I} \\ \mathbf{I} & 0^{4\times 4} \end{pmatrix}
\end{aligned}\right\} \qquad (4-24)$$

方程组(4-24)中第一、第二个式子共含有 8 个方程,较复杂的部分是从关节变量与构造参数确定 M_i 与 C_i 的值。

对于非线性代数方程组中的任意方程,若 $a,b \in \mathbb{R}^8$,则

$$f_i(a) - f_i(b) = b^T M_i (a-b) + \frac{1}{2}(a-b)^T M_i (a-b) \quad (4-25)$$

式中,$i = 1, 2, \cdots, 8$。

设 $x_d \in \mathbb{R}^8$ 为 $f_i(x) = x^T M_i x/2 - C_i (i=1,\cdots,n+2)$ 的一个实数解,$x_k \in \mathbb{R}^8$ 为 x_d 的近似值。令式(4-25)中 $a = x_d$、$b = x_k$、$\Delta x = x_d - x_k$,并考虑到 $f_i(x_d) = 0$,可得

$$-f_i(x_k) = x_k^T M_i (x_d - x_k) + \frac{1}{2}\Delta x^T M_i \Delta x \quad (4-26)$$

式中,$i = 1, 2, \cdots, n+2$。

在 x_k 处以超切平面代替二次曲面,即略去二阶微量 $(\Delta x^T M_i \Delta x)/2$,可得

$$-f_i(x_k) \Delta x_k^T M_i (x_d - x_k) \quad (4-27)$$

式中,$i = 1, 2, \cdots, n+2$。那么,迭代序列可以表示为

$$x_{k+1} = \Phi(x_k) = x_k - (J_k^T J_k)^{-1} J_k^T F(x_k) \quad (4-28)$$

式中,$k = 0, 1, 2, \cdots$。

式(4-28)中,$F(x_k)$ 和雅可比矩阵 J_k 分别为

$$\left. \begin{array}{l} F(x_k) = [f_1(x_k), f_2(x_k), \cdots, f_{n+2}(x_k)]^T \\ J_k = (M_1 x_k, M_2 x_k, \cdots, M_8 x_k)^T \end{array} \right\} \quad (4-29)$$

为了进一步提高算法的效率,需要对其进行简化和改进。考虑到多项式函数 $F(x_k)$ 和雅可比矩阵 J_k 有如下关系:

$$F(x_k) = \frac{1}{2} J_k(x_k) - C, \quad C = (C_1 \quad C_2 \quad \cdots \quad C_n \quad 1 \quad 0)^T \quad (4-30)$$

于是消去 $F(x_k)$,迭代函数可简化为

$$\Phi(x_k) = \frac{1}{2} x_k + (J_k^T J_k)^{-1} J_k^T C \quad (4-31)$$

采用数值求解线性方程组的方法,得到如下迭代序列:

$$\left.\begin{array}{l} x_{k+1} = \frac{1}{2}x_k + \Delta x_k \\ (J_k^T J_k)\Delta x_k = J_k^T C \end{array}\right\} \quad (4-32)$$

式中，$k=0,1,2,\cdots$。

通过迭代式(4-32)计算得到的是正向运动学方程组的最小二乘解。当并联机器人不含有冗余驱动，即 $n=6$ 时，此时雅可比矩阵 J_k 是方阵，则其最小二乘解也是精确解，迭代序列可以简化为

$$\left.\begin{array}{l} x_{k+1} = \frac{1}{2}x_k + \Delta x_k \\ J_k \Delta x_k = C \end{array}\right\} \quad (4-33)$$

式中，$k=0,1,2,\cdots$。

为了由上述方法获得并联机器人的运动学正解，提出基于神经网络和对偶四元数的机器人运动学正解求解流程，如图 4-3 所示。在该流程中，为了加速收敛可以训练神经网络模型产生迭代初始值，训练数据由运动学逆解生成，可以有效避免收敛到无效解。具体求解流程的应用程序包括"第一部分　训练数据生成""第二部分　网络训练""第三部分　运动学正解""第四部分　运动学逆解"，程序代码参见附录。

4.3　运动学正解案例

以表 3-3 和表 3-4 所示的 Stewart 平台为例，首先运用运动学逆解产生 2 000 组数据，训练 2 层神经网络，连杆长度为 [180, 180, 180, 180, 180, 180]，按照图 4-3 所示流程，输入到神经网络，得到的结果为

$$Q = [0.917908, 0.081431, 0.072865, -0.032876,$$
$$5.18755, 2.96044, 30.2634, 140.437]$$

8 个值分别为对偶四元数的 8 个元素，但是神经网络得到的结果不能满足对偶四元数约束，必须通过迭代才能得到标准的对偶四元数。用 Trust-region 法进行迭代后，得到的结果为

$$Q = [1.00000, 0.000583, 4.90816 \times 10^{-18}, -1.21667 \times 10^{-17},$$
$$2.14994 \times 10^{-15}, 1.84745 \times 10^{-15}, -0.348773, 176.656]$$

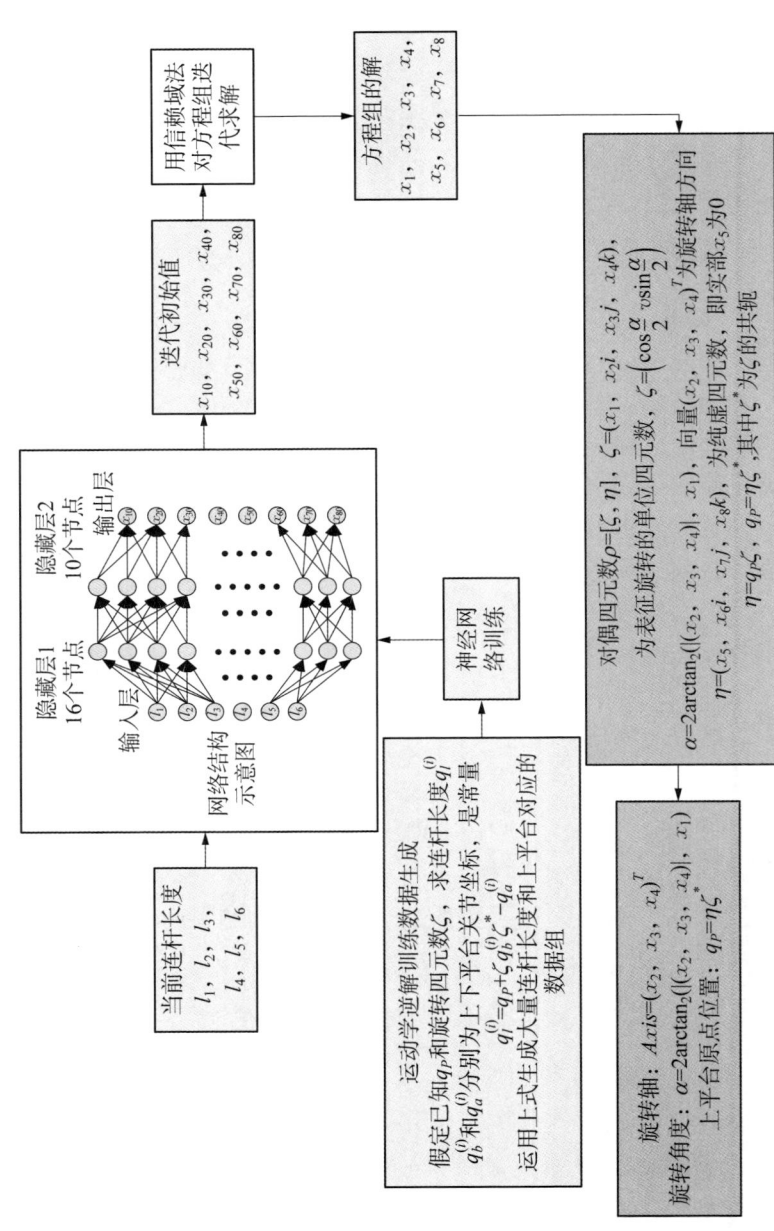

图 4-3 基于神经网络和对偶四元数的机器人正向运动学求解流程

经过检验,该结果满足对偶四元数约束。

将对偶四元数转化为上平台姿态,可得上平台坐标原点相对于基坐标系的位置为 $\mathrm{Trans}=\begin{bmatrix} 2.709\,01\times 10^{-15} \\ -0.451\,729 \\ 176.655 \end{bmatrix}$;旋转轴为 $\boldsymbol{Q}=\begin{bmatrix} 1 \\ 8.421\,59\times 10^{-15} \\ -2.087\,59\times 10^{-14} \end{bmatrix}$;旋转角度为 $0.001\,1\,\mathrm{rad}$,误差在可接受的范围内。最终姿态如图 4-4 所示。

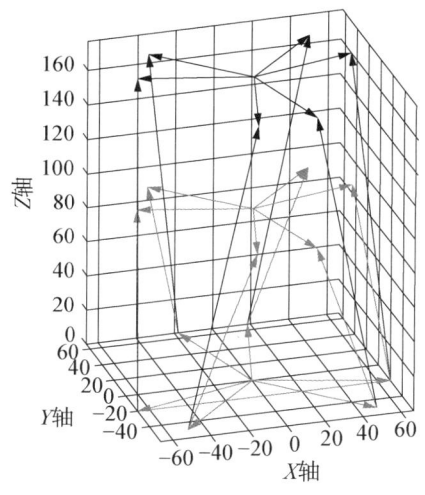

图 4-4 机器人的姿态

本章基于齐次矩阵方法,提出了脊柱手术并联机器人的运动学逆解求解方法;同时,基于对偶四元数理论,研究了该机器人的运动学问题。经过对比分析可知,对偶四元数相比传统的齐次矩阵法,对刚体运动的表示更为简洁,并具备形式上的统一性,且减少了表示刚体位姿所需的未知数的个数。在传统的齐次矩阵表示的旋转矩阵中,虽然只有三个欧拉角,但是正解求解的姿态矩阵仍然含九个未知数。这九个未知数存在耦合关系,实际上只有三个参数独立,在形式上提高了并联机器人的正向运动学求解的难度。对偶四元数与四元数一样是 Clifford 代数的一种形式,相比四元数增加了一个包含对偶数元的四元数部分。类似四元数表示的三维刚体转动,对偶部分的四元数可以类比为转动轴为无穷远的三维刚体转动,即三维刚体的平移。对偶四元数也可以表示为旋量形式,与其他理论具有一定的相通性。经过对比分析可知,基于对偶四元数研究机器人的正向运动学问题更为简洁高效。

第5章 脊柱微创手术并联机器人运动学仿真及工作空间分析

本章采用 ADAMS 交互式图形环境,对手术机器人本体结构进行优化分析,并应用虚拟样机技术结合 SolidWorks 建立机器人模型,对机器人本体的运动进行仿真测试,得出相关物理参数(速度、加速度等)验证结果,从而较为准确地模拟手术机器人的运动学特性,以此提升脊柱手术机器人的可靠性,降低成本,并发现和修正运动过程中产生的问题。

具体而言,本章利用 ADAMS 对脊柱微创手术并联机器人进行仿真,旨在实现以下目标:

(1)通过几种常见的轨迹规划,分析直线驱动单元在运动过程中的运动规律,分析驱动单元杆件运动曲线,通过杆长、速度和加速度变化验证机构设计的合理性;

(2)通过运动仿真判断工作过程中机构本身可能产生的干涉,提高操作准确性;

(3)为后续机器人的动力学研究奠定基础;

(4)确定机器人的工作空间范围,并进行工作空间分析。

5.1 三维模型的建立

为建立脊柱微创手术机器人仿真模型,首先导入 SolidWorks 中的三维模型,在满足手术要求和运动完整性的基础上尽量简化机器人结构和运动参数;然后采用理想化的质量参数,模拟手术机器人各部分受力情况,完成实体理想化仿真运动。

基于表 2-3 中的并联机器人参数,应用 ADAMS 建立仿真模型,如图 5-1 所示。在忽略各构件间摩擦力的情况下,对直线驱动单元添加圆柱运动副约束,模拟工作状态下杆长的伸缩变换量。在动平台和静平台与直线驱动单元的连接铰链处添加球副约束。固定下平台于地面上并建立大地坐标系,由直线驱动单元的圆柱副提供动力进行一个自由度的直线伸缩运动。六个独立驱动单元的

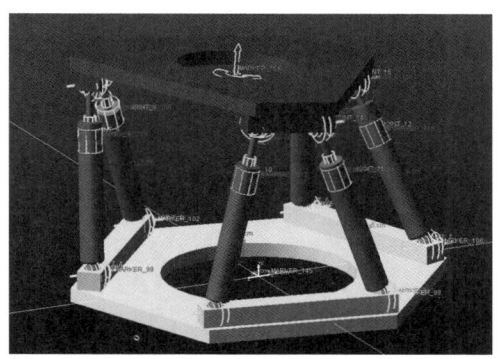

图 5-1　脊柱微创手术并联机器人 ADAMS 仿真模型

伸缩量变化为动平台提供动力,实现手术机器人多自由度运动仿真。

5.2　运动学仿真过程

根据前文进行的手术机器人动平台上的动坐标变化分析,可以将动平台的动作拆分成若干平动和转动。因此,通过设定动平台几何中心点绕定坐标系 X、Y、Z 轴的转动和沿 X、Y、Z 轴的平移驱动,对直线驱动单元的杆长、速度和加速度变化进行分析,借以判断手术机器人本体结构设计是否合理,验证工作空间和机器人运动学模型的准确性。

具体运动仿真过程为:在 10 s 的时间里,绕固定坐标系 X、Y、Z 轴进行 $\pm 10°$ 的旋转运动;在 20 s 的时间里,沿着固定坐标系 X、Y、Z 轴进行 ± 10 mm 的平移运动,仿真结果如图 5-2~图 5-7 所示。

1) 绕 X 轴横摇转动

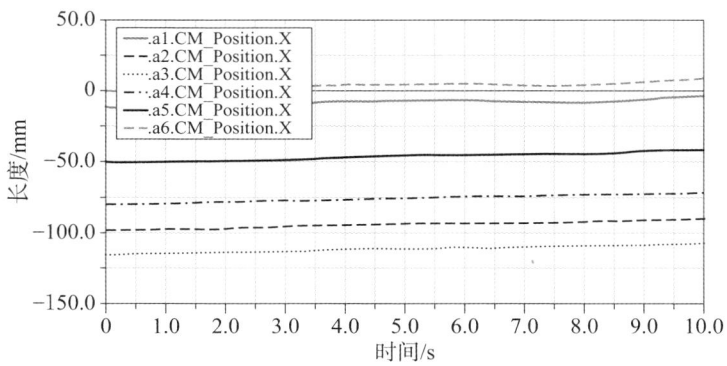

(a) 直线驱动单元杆长变化曲线(绕 X 轴)

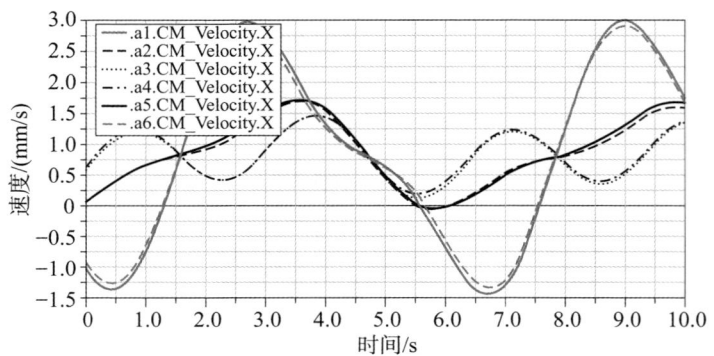

(b) 直线驱动单元速度变化曲线(绕 X 轴)

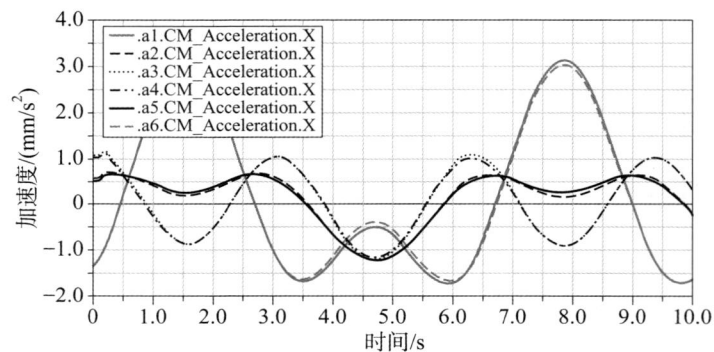

(c) 直线驱动单元加速度变化曲线(绕 X 轴)

图 5-2　直线驱动单元绕 X 轴横摇转动运动参数变化

2) 绕 Y 轴纵摇转动

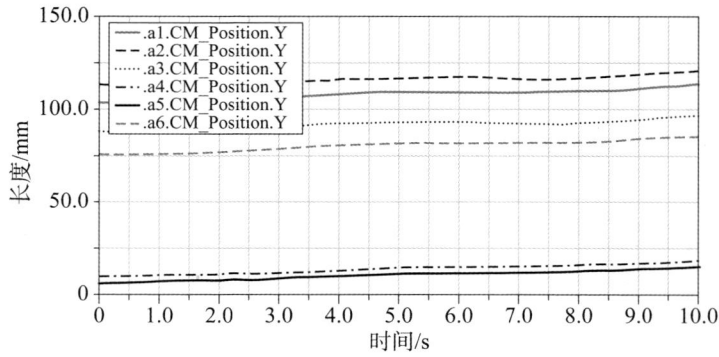

(a) 直线驱动单元杆长变化曲线(绕 Y 轴)

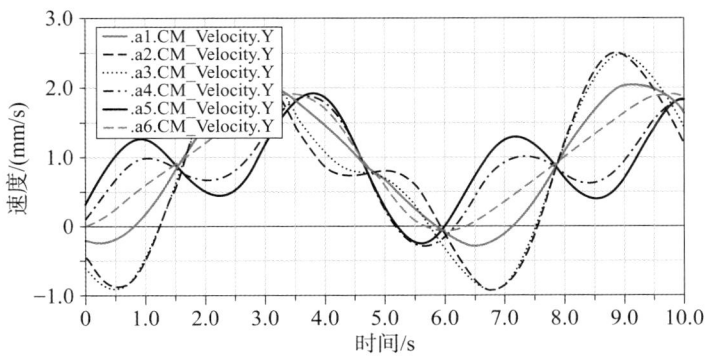

(b) 直线驱动单元速度变化曲线（绕 Y 轴）

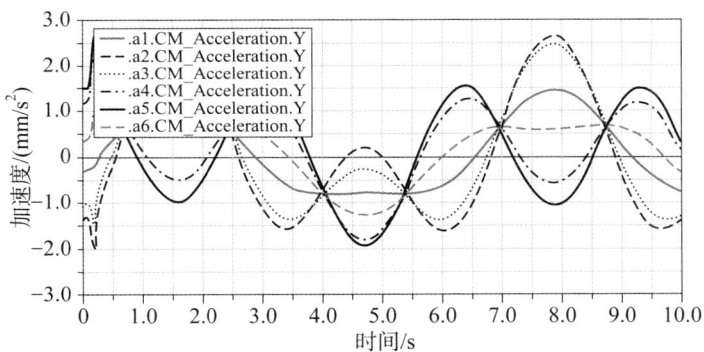

(c) 直线驱动单元加速度变化曲线（绕 Y 轴）

图 5-3　直线驱动单元绕 Y 轴纵摇转动运动参数变化

3）绕 Z 轴偏航转动

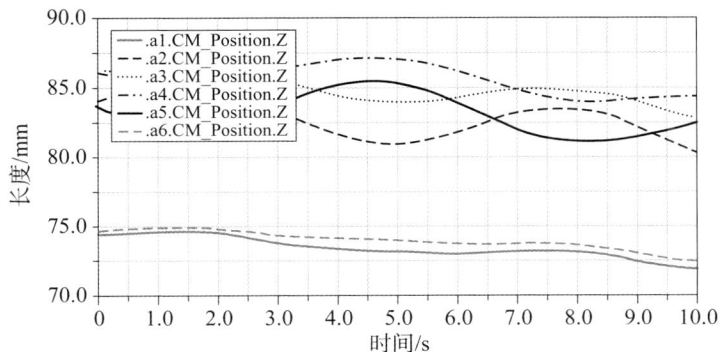

(a) 直线驱动单元杆长变化曲线（绕 Z 轴）

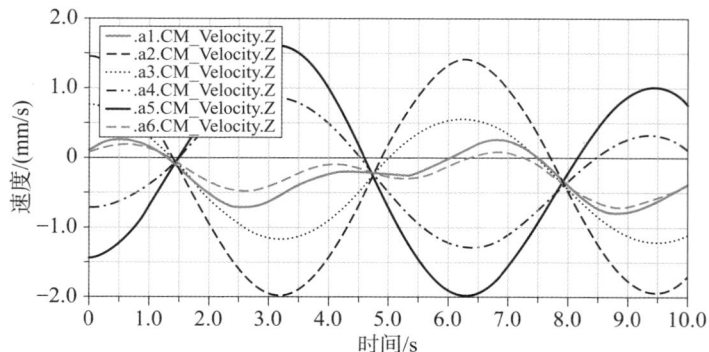

(b) 直线驱动单元速度变化曲线(绕 Z 轴)

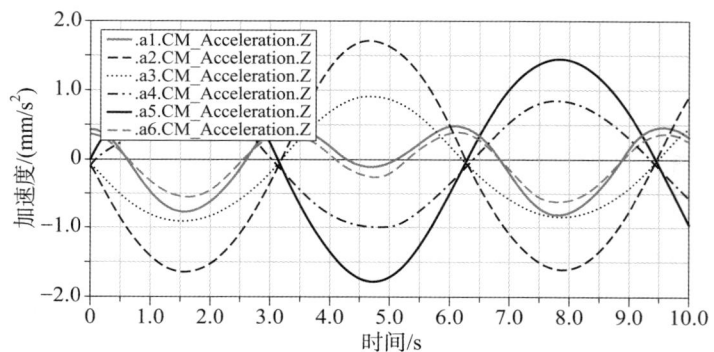

(c) 直线驱动单元加速度变化曲线(绕 Z 轴)

图 5-4 直线驱动单元绕 Z 轴偏航转动运动参数变化

4) 沿 X 轴横移

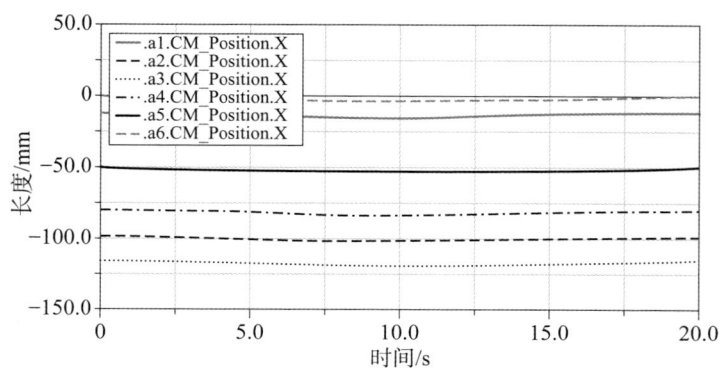

(a) 直线驱动单元杆长变化曲线(沿 X 轴)

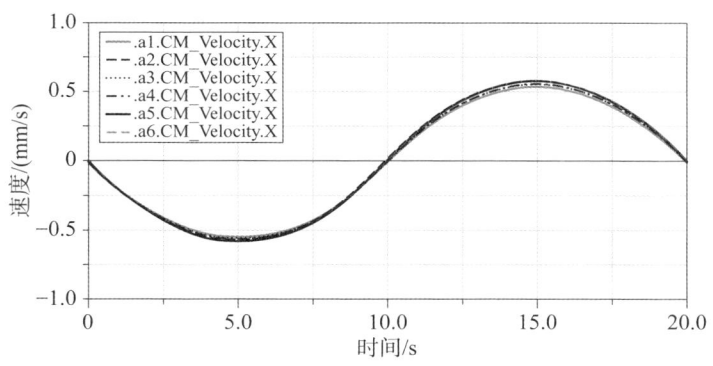

(b) 直线驱动单元速度变化曲线(沿 X 轴)

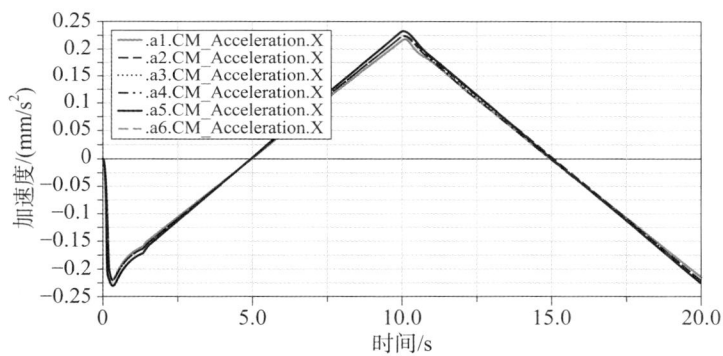

(c) 直线驱动单元加速度变化曲线(沿 X 轴)

图 5-5　直线驱动单元绕沿 X 轴横移运动参数变化

5) 沿 Y 轴纵移

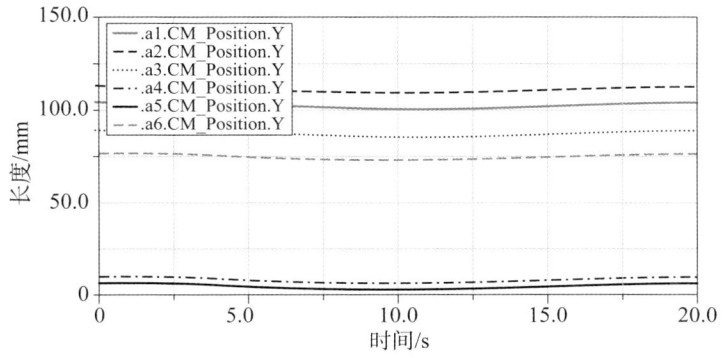

(a) 直线驱动单元杆长变化曲线(沿 Y 轴)

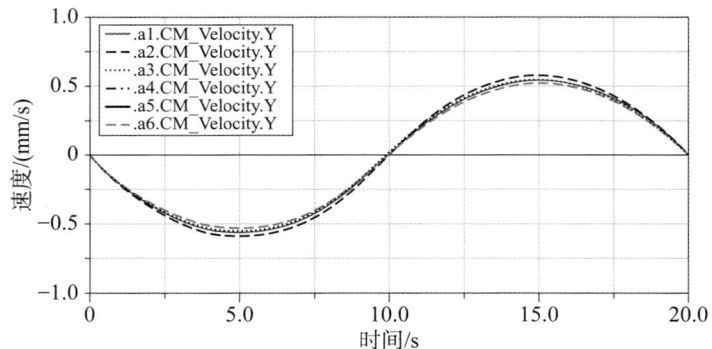

(b) 直线驱动单元速度变化曲线(沿 Y 轴)

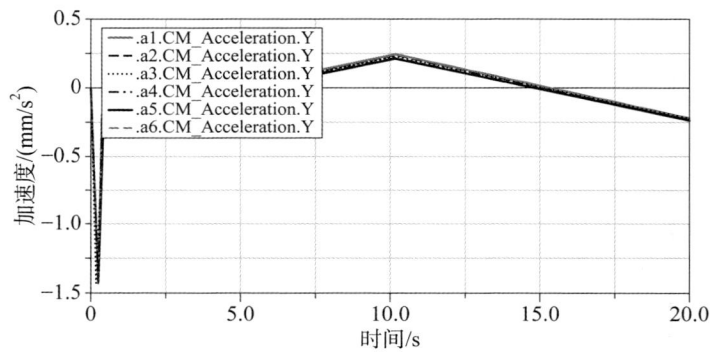

(c) 直线驱动单元加速度变化曲线(沿 Y 轴)

图 5-6　直线驱动单元绕沿 Y 轴纵移运动参数变化

6) 沿 Z 轴深沉

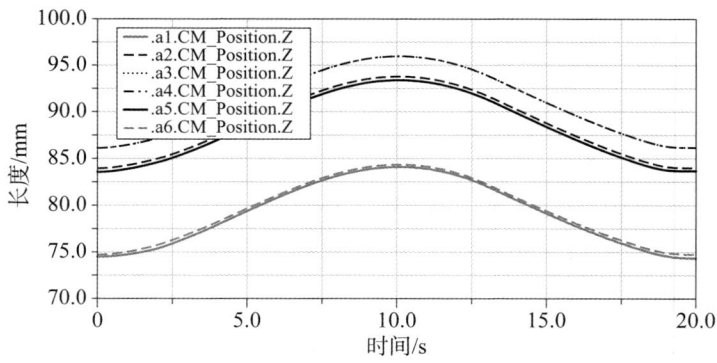

(a) 直线驱动单元杆长变化曲线(沿 Z 轴)

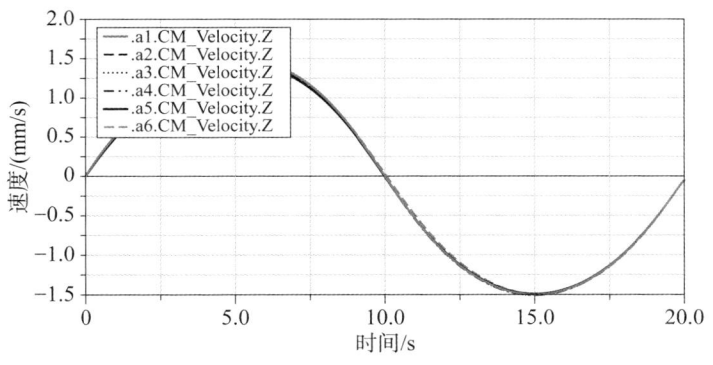

(b) 直线驱动单元速度变化曲线(沿 Z 轴)

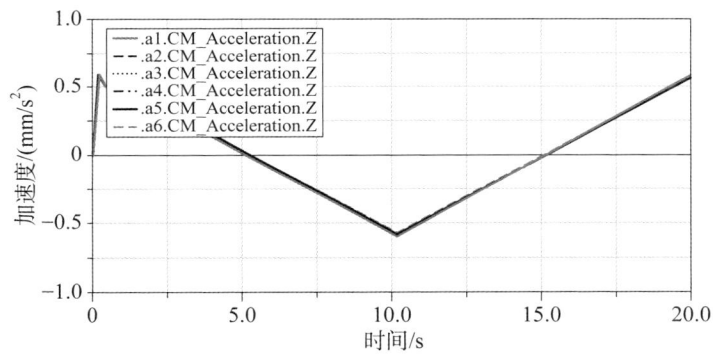

(c) 直线驱动单元加速度变化曲线(沿 Z 轴)

图 5-7　直线驱动单元沿 Z 轴深沉运动参数变化

5.3　运动学仿真结果分析

图 5-2～图 5-7 展示了 6 种运动轨迹中,直线驱动单元的位移、速度和加速度三种主要物理参数的变化量。当动平台做旋转运动时,杆长变化曲线趋于平稳,速度变化曲线比较复杂,加速度变化曲线没有出现不可导点。而当动平台沿固定坐标系坐标轴做平移运动时,杆长变化曲线平稳,杆长变化量较大;速度变化曲线具有较强的特征性呈正弦和余弦曲线,速度变化量较小;加速度曲线中的不可导点说明,平移运动时机构可能存在不良特性,但因为曲线变化平稳,没有出现无穷大和无穷小点,说明平动相对平稳,具有优良的运动特性。另外,在多种运动中,速度变化和加速度变化都呈现归一性,也体现出

Stewart 平台的同向性。综上所述,脊柱微创手术机器人仿真运动平稳,能够满足预设需求,验证了机器人本体设计方案的可行性和合理性。

5.4 工作空间分析

机器人空间是指机器人末端执行器运动描述参考点所能达到的空间点的集合,一般用水平面和垂直面的投影表示。机器人工作空间求解需要建立以工作空间曲面与并联机器人机构参数间的方程求解方法有解析法和数值法两种。解析法是指代入方程通过数学方法求出确定的解;数值法则是指通过数值计算方法求其近似解,以一定的分辨率获得工作空间曲面上的离散点坐标,进而汇聚成工作空间。解析法直接求出准确解,可以很好地保持计算精度,但是其依赖于并联机器人的正解解析法的有效性和精度,目前尚无良好的求解方法,还需进一步的研究;数值法虽然根据分辨率的不同会损失一部分的精度,但其可操作性高,且可通过提高数据精度优化结果,是目前使用较为广泛的方法。数值法根据诸如杆长极限、虎克铰转角极限等对工作空间进行搜索,仅需依据并联机器人的逆解判断是否满足工作空间的约束条件。应用数值法,首先需要了解并联机器人的逆解求解方法,完成基本参数与工作空间关系模型的构建。

5.4.1 位置可达工作空间的约束条件

在并联机器人基本参数确定之后,影响工作空间大小的因素还有各个运动副的约束,分述如下。

1) 虎克铰的转角约束

在 Stewart 平台的每个运动链中都有两虎克铰,如图 5-8 所示。虎克铰是一种具有两个旋转自由度的铰链,在欧拉角中沿横滚与俯仰两个方向可以

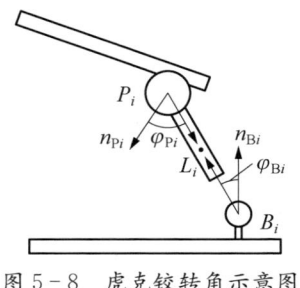

图 5-8 虎克铰转角示意图

转动,由于受结构设计限制,每个虎克铰均具有一定的转动范围。

如图 5-8 所示,$\vec{n}_P$、$\vec{n}_B$ 分别为上下平台的法向量,它们与相连杆长向量的夹角为 φ,即虎克铰转角。虎克铰两自由度的转动构成一个锥形的虎克铰工作空间,考虑到两自由度的转动范围实际上存在一定的误差,为便于计算此次忽略其误差,假定两方向的转动范围一致,则杆长向量与上下平台的法向量夹角 φ 在各个方向的角度范围均保持一致,可设为 $\varphi_{\max}$。

设移动副的向量方向为 $\vec{l}_i$,T 为上平台动坐标系至下平台定坐标系的变换矩阵,可得

$$\varphi_{Pi} = \arccos \frac{\vec{l}_i(T\vec{n}_P)}{|\vec{l}_i|} \tag{5-1}$$

$$\varphi_{Bi} = \arccos \frac{\vec{l}_i \vec{n}_B}{|\vec{l}_i|} \tag{5-2}$$

约束条件为:$\varphi_{Pi} < \varphi_{\max}$,$\varphi_{Bi} < \varphi_{\max}$。

2) 移动副的长度约束

连接上下平台的移动副具有固定的移动范围,其上下限将会影响上平台的极限位置。各移动副的长度为

$$\vec{l}_i = P_i - B_i = TP'_i - B_i \tag{5-3}$$

式中,T 为坐标变换矩阵;B_i 与 P_i 分别为下平台与上平台第 i 个铰点在动坐标系与定坐标系下表示的位置。

式(5-3)也是并联机器人逆解的计算方法,求解简单,只要给定动平台位姿求解长度即可判断是否为可达位姿。设 $L_{\min}$ 和 $L_{\max}$ 表示移动副长度的下限与上限,约束条件为:$L_{\min} < |\vec{l}_i| < L_{\max}$。

3) 运动副的干涉约束

实际的移动副具有一定的宽度,处于某些特殊位姿时两相邻移动副的距离若过于接近则会导致两移动副干涉,因此需要对可能造成干涉的位姿进行约束分析。另外,由于已经对虎克铰的转角进行约束,移动副与上下平台的干涉已经完全排除,故不需要再对此进行约束。

为了进行具体的计算,设定第 i 杆的向量为 $\vec{l}_i$,移动副的杆半径为 r,两杆间的最短距离为 d,则无干涉的情形下:$d > 2r$。

利用公法线 n_i 求解名义最短距离 d':

$$\vec{n}_i = \frac{\vec{l}_i \times \vec{l}_{i+1}}{|\vec{l}_i \times \vec{l}_{i+1}|} \qquad (5-4)$$

$$d' = |\vec{n}_i(\vec{B}_{i+1} - \vec{B}_i)| \qquad (5-5)$$

两杆间的实际最短距离取决于公法线与两杆交点的位置,如图 5-9 所示。

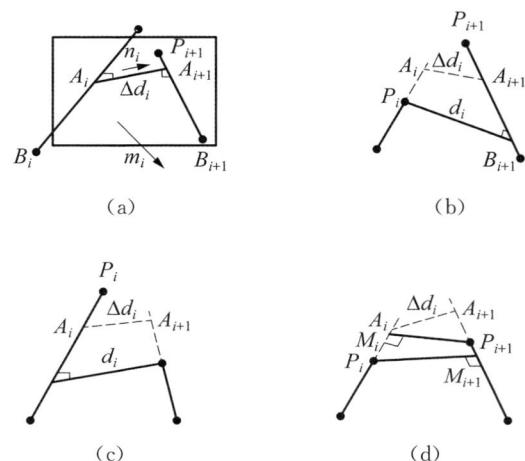

图 5-9 移动副间最短距离示意图

依据图 5-9,根据交点 A_i、A_{i+1} 位于移动副的不同位置,对连杆干涉状况进行如下分析。

(1) 交点 A_i、A_{i+1} 均位于杆上,两杆间的最短距离即为名义最短距离,同式(5-5)。

(2) 交点 A_i、A_{i+1} 之一位于杆上,则

$$d = \frac{|(\vec{P}_i - \vec{B}_{i+1}) \times \vec{l}_{i+1}|}{|\vec{l}_{i+1}|} \qquad (5-6)$$

或者

$$d = \frac{|(\vec{P}_{i+1} - \vec{B}_i) \times \vec{l}_{i+1}|}{|\vec{l}_{i+1}|} \qquad (5-7)$$

(3) 交点 A_i、A_{i+1} 均位于杆外,则要分以下三种状况考虑:

① M_i 在 $B_i P_i$ 上,M_{i+1} 不在 $B_{i+1} P_{i+1}$ 上,则

第5章 脊柱微创手术并联机器人运动学仿真及工作空间分析

$$d = \frac{|(\vec{P}_{i+1} - \vec{B}_i) \times \vec{l}_i|}{|\vec{l}_i|} \quad (5-8)$$

② M_i 在 B_iP_i 上,M_{i+1} 在 $B_{i+1}P_{i+1}$ 上,则同式(5-6)。

③ 若 M_i 和 M_{i+1} 都不在连杆上,则

$$d = |(\vec{P}_{i+1} - \vec{P}_i)| \quad (5-9)$$

两杆不发生干涉的条件是 $d > 2r$。

5.4.2 并联机器人位置可达空间的求解方法

根据并联机器人的位置逆解和约束条件,利用边界搜索法即可求解位置可达工作空间。具体算法为:在零位姿态下给定上平台初始位置坐标,求并联机器人逆解,判断求解得到的杆长、角度等参数是否满足约束条件。若满足约束条件,则更新位置坐标重复进行计算,直到出现超出约束条件的边界值,说明该坐标所在位置刚好超过位置可达工作空间的边界曲面。重复更新坐标,以获得工作空间在预设数值分辨率下的边界坐标。

上述算法实现的具体步骤如下:

1) 分割空间

如图 5-10 所示,在下平台坐标系 $\{B\}$ 中用平行于 XOY 面的平面沿着 Z 轴进行分割。在预设范围 $Z_{\min}$ 到 $Z_{\max}$ 之间以极小的高度 ΔZ 进行分割,并按从小到大的顺序开始进行搜索。当进行到第 i 次搜索时,有

$$Z = Z_{\min} + i\Delta Z \quad (5-10)$$

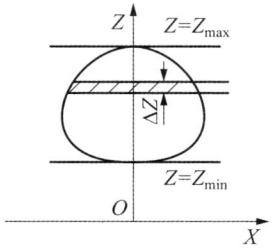

图 5-10 分割搜索工作空间示意图

2) 确定平面边界

如图 5-11 所示,以极小的高度 ΔZ 分割后,该空间可以近似视为平面。

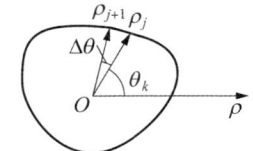

图 5-11 平面边界搜索示意图

采用极坐标法对平面内区域进行有序遍历,以确定工作空间边界。遍历过程从极坐标原点处开始,围绕极角 θ 与极径 ρ 两个维度展开。设极径的步长为一极小的值 $\Delta\rho$,第 j 次搜索极径 $\rho_j = j\Delta\rho$,当遍历到范围极限后,极角逆时针旋转一个极小的步长 $\Delta\theta$ 沿着极轴方向继续更新极径值进行,则第 k 次搜索极角 $\theta_k = k\Delta\theta$。

在进行第 k 次极角、第 j 次极径的遍历时,该点的笛卡儿坐标系下的坐标值为

$$X_{kj} = \rho_j \cos(k\Delta\theta) \tag{5-11}$$

$$Y_{kj} = \rho_j \sin(k\Delta\theta) \tag{5-12}$$

式中,k,$j = 1, 2, 3, \cdots$。

3) 确定三维边界

根据步骤 1) 和 2) 可得带搜索点的坐标值,把待搜索的坐标值与零位姿态(三个欧拉角均为零)作为变量代入并联机器人的逆解求解方程中,求出六个杆长,并根据杆长向量与上下平台法向量的角度求出虎克铰的转角,再分不同情况计算是否干涉、是否存在刚好超出约束条件的边界值,而这些边界值其实就是待求解的并联机器人固定姿态下的位置可达工作空间的边界。一个平面的边界值搜索完成后,沿轴方向搜索下个平面,直至获取全部边界点。通过拼接所有的边界点,构建并联机器人的三维工作空间边界。工作空间的体积由多个搜索点构成的小体积方块累加而成,小方块的体积由各搜索步长获得,也就可以近似地求出

$$V = \sum \frac{1}{2}\rho_j^2 \Delta\theta \Delta Z \tag{5-13}$$

式中,ρ_j 为搜索边界内的极径;$\Delta\theta$ 为极角搜索步长;ΔZ 为高度搜索的步长。

用上述方法可以求得并联机器人的工作空间曲面边界点云,并通过累加对并联机器人的工作空间体积进行近似,如图 5-12 所示。基于数值方法的求解过程无须复杂推导,可操作性相对较高。

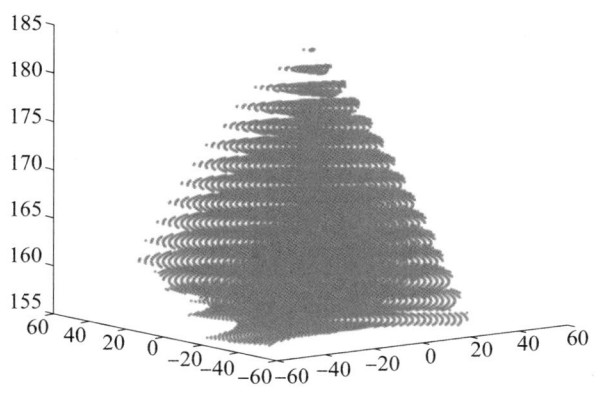

图 5-12 工作空间的体积近似计算

5.4.3 可达工作空间的推广

上述方法获得的位置可达空间虽然计算简便，但是无法描述机器人姿态对工作空间的影响，为使在工作空间中能够进行机器人姿态的计算，需对位置可达空间进行推广。在求固定姿态下的机器人可达空间时使用了边界搜索法，除了获取三维的位置边界，还可以计算该位置的三个欧拉角 α、β、γ 的边界值。计算出该位置机器人三个欧拉角的边界值后，再将三个欧拉角进行连乘，可得广义的可达工作空间体积。工作空间具体求解流程如图 5-13 所示。

机器人广义工作空间体积可以表达为

$$V_G = \sum \frac{1}{2} \rho_j^2 \Delta\theta \Delta Z \Delta\alpha \Delta\beta \Delta\gamma \tag{5-14}$$

式中，ρ_j 为搜索边界内的极径；$\Delta\theta$ 为极角搜索步长；ΔZ 为高度搜索步长；$\Delta\alpha$、$\Delta\beta$、$\Delta\gamma$ 分别为欧拉角 α、β、γ 的搜索步长。

此广义工作空间以边界搜索法为基础对机器人工作空间进行了推广，其求解流程与图 5-13 类似，区别是再增加三个欧拉角的搜索方向。式中的体积为多个搜索点构成的小体积方块累加而成，小方块的体积由各搜索步长获得。

以广义工作空间为优化目标，可以综合考虑并联机器人的位置可达空间与姿态可达空间。设广义工作空间为 V_G，初始参数为上下平台半径 R_P、R_B 与上下虎克铰中心所在的圆中心角 ψ，广义工作空间求解函数为 $f_V(R_P, R_B, \psi)$。

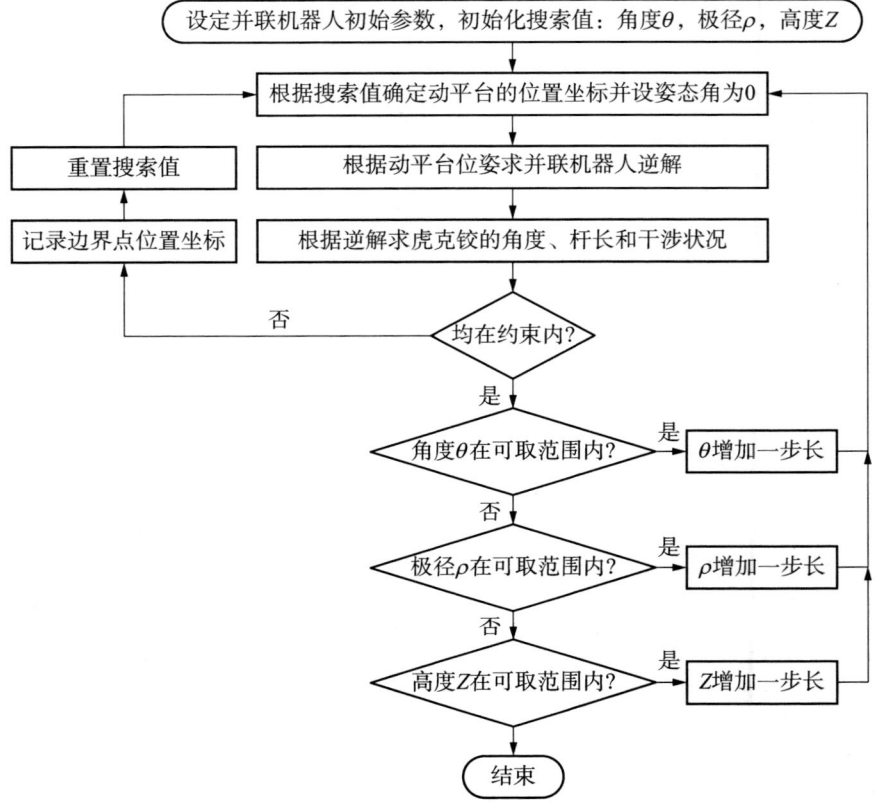

图 5-13 工作空间求解流程图

优化目标

$$\max V_G = f_V(R_P, R_B, \psi) \quad (5-15)$$

约束条件

① 虎克铰转角约束：

$$\left.\begin{array}{l}\varphi_{Pi} < \varphi_{\max} \\ \varphi_{Bi} < \varphi_{\max}\end{array}\right\} \quad (5-16)$$

② 杆长约束：

$$L_{\min} < |\vec{l}_i| < L_{\max} \quad (5-17)$$

③ 杆间干涉约束，见式(5-6)~式(5-9)。

其中，约束内的各参数为 V_G 求解的中间变量，f_V 为有约束非线性函数，其导数求取较为复杂,适合运用数值类优化方法。

本章根据并联机器人逆解的数值算法,求解了并联机器人姿态固定下的位置可达工作空间。然而,这种三维描述下的工作空间有一定的局限性,未能很好地将并联机器人的姿态空间完整地表示出来。为综合考虑并联机器人的姿态空间,对工作空间进行了推广,将位置空间的三维形式推广至包含欧拉角范围的六维形式。经过对比可知,该方法确定机器人位置可达空间更为有效。

第 6 章 脊柱微创手术并联机器人的公差分配及优化设计

在 Stewart 平台完成基本尺寸设计后,进行脊柱微创手术并联机器人的加工和装配时,还需要确定尺寸公差与形位公差。公差取值直接决定着完成装配的并联机器人末端的精度:不合适的公差会导致机器人末端的偏差过大不符合设计要求,而一味地追求极小的公差则会使加工费用过高,违背经济原则。基于上述要求,需要研究在符合设计要求的条件下使得加工成本最低的公差分配方法。为此,本章首先剖析尺寸公差对并联机器人单链的影响,同时探讨形位公差对并联机器人的影响,进而提出公差优化目标函数,并对并联机器人进行了尺寸优化。

6.1 尺寸公差对并联单链的影响

并联机构末端位置受到组成并联机构的各个串联单链的共同影响,各单链对并联机构末端的定量作用目前尚缺乏有效的定量方法,只能暂时进行定性分析。

尺寸公差对并联单链的影响可以用尺寸链方法分析。单链最终位置与单链起点间的向量构成封闭环,各尺寸根据其作用分为增环与减环。由于本书所述并联机构为三维机构,各单链的三维姿态不完全一致,因此只分析单链的封闭环公差。

本书中的并联机器人单链包含:下平台半径 R_B(A_0),虎克铰空间误差 B_0,虎克铰偏轴距 A_1,虎克铰高度 A_2,下安装螺纹长度 B_1,直线驱动长度变量 Δx,轴承安装组成环 B_2,套筒长度 A_3,上安装螺纹长度 B_3,上虎克铰高度 A_4,上虎克铰偏轴距 A_5,如图 6-1 所示,其中 R_B 与其他尺寸链不在同一直线上,除 R_B

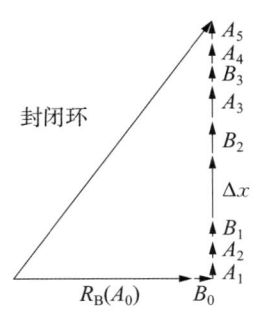

图 6-1 Stewart 平台单链尺寸示意图

以外的其他尺寸链可视为线性结构，其向量方向与驱动杆方向相同，可由当前位置求运动学逆解得出。

6.2　形位公差的影响

在机构设计和结构设计中，尺寸公差和形位公差的关系需要根据公差原则来确定。公差原则分为独立原则和相关要求，相关要求包括包容要求、最大实体要求、最小实体要求和可逆要求。包容要求是要求实际要素处位于具有理想形状的包容面内的一种公差原则，其实质就是用零件的尺寸公差控制其形位公差，因此，形位公差不会对封闭环产生影响，在尺寸链的建立过程中，只需计入零件的尺寸及公差，而相应的形位公差不应计入。其余不特别标注的部分则遵循独立原则，在建立尺寸链过程中，除了将零件的尺寸公差计入外，还应将相应的形位公差作为尺寸链的组成环计入。

形位公差需要根据是否影响封闭环进行处理，若不影响则忽略，若有影响则根据影响直接处理成增环或者减环。

在本书设计的 Stewart 平台中，下平台铰点位置的角度精度会影响连接杆的向量方向。除去轴承安装环 B_2 与上下轴承为平面接触，外套筒内壁与轴承为圆柱面接触外，其余均为螺纹连接，柱面误差不在线性范围内，暂不考虑。因此，形位公差对封闭环造成影响的只有轴承安装环 B_2 中上下两面的平面度，记为 P_0、P_1，其公差可以直接叠加至线性部分。此外，B_0 为虎克铰中心位置与下平台铰点的误差，实际为虎克铰安装中一系列形位公差的综合体，在此处综合考虑以便于计算。

6.3　公差优化目标与约束

公差优化有多种分配方案可以满足给定的装配公差，达到使用要求并不困难，但获得最佳的设计方案则需要考虑每一种方案的特点和利弊。为了能够从诸方案中选择最佳的方案，需要对其进行综合评价和判断，首先需要确定的是优化设计的目标与约束。在本设计中，因所在的进程为样本的试制，所以衡量公差分配的工作可以通过成本来进行，测试的要求通过对精度约束的设计来实现。

完成一个零件的制作所需的全部用度金额为制造成本。影响制造成本的多种因素中，在试制阶段具有较大影响的是公差，其既影响价格，又关乎机器人装配完成后的运动精度。由于暂不需要考虑公差分配中的批量与材料等问题，本研究专注于加工公差带来的成本问题，选用的公差模型为

$$C(t) = \begin{cases} 5.0261e^{-15.8903t} + \dfrac{t}{0.3927t + 0.1176}, & t \leqslant 0.165 \\ 1.273338, & t > 0.165 \end{cases} \quad (6-1)$$

式(6-1)适用于端面加工，由多个公差-成本数据拟合而来，其中 t 为加工选用的公差。

最终的优化函数为

$$Cost = \sum C(t) \quad (t = a_0, a_1, a_2, a_3, a_4, a_5, b_0, b_1, b_2, b_3, p_0, p_1) \quad (6-2)$$

式中，a_0、a_1、a_2、a_3、a_4、a_5、b_0、b_1、b_2、b_3、p_0、p_1 为对应单链尺寸的公差值。

约束条件如下：

1) 并联末端装配封闭环约束

在二维尺寸链中进行公差分配时，需约束所有组成环公差的总和的公差上下限落在要求的精度范围内，即保证封闭环的公差精度满足要求，才能使装配的精度得到保证。由于并联机器人的封闭环为三维并联机构，目前尚缺乏有效的封闭环与组成环的计算方法，而并联机器人的末端位置可以视为由组成并联的各个串联单链耦合而来，直接计算并联末端的封闭环较为困难。因此，可通过计算六条串联单链末端的封闭环误差，将三维转换为二维，将并联转换为串联，再对六条单链的误差求和并对其进行更严格的约束，以保证并联机器人的末端精度。具体条件为

$$\sum T_f \leqslant \omega_{\max} \quad (6-3)$$

式中，T_f 为六条单链封闭环尺寸与理想尺寸的差值；$\omega_{\max}$ 为允许的最大偏差，且

$$T_f = \vec{A}_0 + \vec{B}_0 + \vec{i}_f \cdot (\vec{A}_1 + \cdots + \vec{P}_1) - [(\vec{A}_0 + a_0 + \vec{B}_0 + b_0) + \vec{i}_f \cdot (\vec{A}_1 + a_1 + \cdots + \vec{P}_1 + p_1)] \quad (6-4)$$

第6章 脊柱微创手术并联机器人的公差分配及优化设计

$$\vec{i}_f = \frac{T \cdot P_f - B_f}{|T \cdot P_f - B_f|} \tag{6-5}$$

式中，$\vec{i}_f$ 为对应单链中连杆的单位向量；T 为下平台到上平台的变换矩阵；P_f 为上平台对应序号的铰点坐标；B_f 为下平台对应序号的铰点坐标。在忽略 A_0、B_0 对连杆方向的影响下，可以将式(6-4)做简化计算，即

$$T_f = (a_0 + b_0) + \vec{i}_f \cdot (a_1 + \cdots + p_1) \tag{6-6}$$

2）加工能力约束

由于工厂的加工精度存在上限，并且可使用的粗加工方式也有其加工下限，因此在装配公差进行优化计算时，还要限制各个组成环的公差处于实际加工存在的公差范围内。具体约束条件为

$$T_{i\min} \leqslant T_i \leqslant T_{i\max} \tag{6-7}$$

式中，$T_{i\min}$ 为装配尺寸（公差）链中第 i 个组成环的最小加工能力公差；$T_{i\max}$ 为装配尺寸（公差）链中第 i 个组成环的最大经济加工公差。

公差优化中以总加工费用最小为目标，由于各基本尺寸相差较大，故使用公差等级进行限制则更为可靠。将各公差的上下限调整为各自 IT3～IT9 的精度范围，例如 A_1 的基本尺寸为 $1\,\mathrm{mm}$，其公差范围为 $[0.02, 0.025]$。由于各自变量的变动范围小，可采用粒子群算法中的粒子速度约束，防止粒子取值频繁超出变量取值范围，其迭代过程如图 6-2 所示。

最终对目标进行优化的结果为：$A_0 \sim A_5$ 取值 0.036、0.025、0.020、0.012、0.02、0.01；$B_0 \sim B_3$ 取值 0.025、0.025、0.019、0.025；P_0、P_1 取值 0.013、0.015。

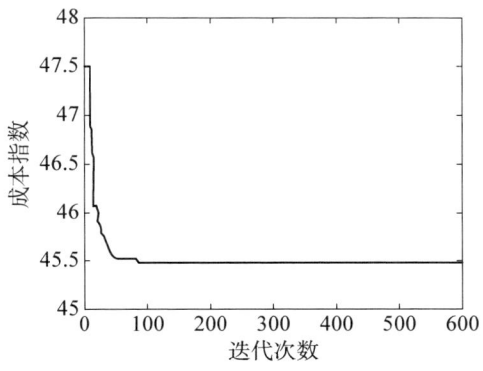

图 6-2 公差分配收敛过程

6.4 优化设计

Stewart 平台的设计需要多种计算,这些计算结果可以总结为机构参数的函数。经过简化后,Stewart 平台可以分为四个主要的机构参数:

(1) 上平台的外接圆半径;
(2) 下平台的外接圆半径;
(3) 上平台的虎克铰间角角度;
(4) 下平台的虎克铰间角角度。

在此只取较小的一个角度,为便于加工,上下平台选用半正六边形结构,大小间角的角度和始终为 120°(表 6-1)。在初步确定上述四个参数后,Stewart 平台的上下平台铰点坐标均可以获得。另一类影响运动学的参数为约束值的上下限,例如虎克铰的可转动范围等,由于这些参数的影响程度相比以上四个参数较小,为简化计算在此忽略其影响,仅保留约束条件且不作为变量计入。

表 6-1 机构初始参数

参数	上平台半径	下平台半径	上平台间角	下平台间角
数值	60 mm	70 mm	30°	30°

Stewart 平台的优化应该是多方面的,但由于计算能力的限制,无法同时满足所有的要求,因此在进行优化设计时需要对优化目标进行选择。

6.4.1 优化目标的选择

优化设计是应用数学规划理论和计算机计算技术于设计领域,根据产品设计的要求合理确定各种参数,如成本、性能、效率等,以达到最优设计目标的设计方法。目前优化的方法很多,如一维搜索优化方法、无约束多维问题的优化方法、约束问题的优化方法、多目标函数的优化方法等。

多目标优化是指同时满足两个或者更多的设计目标达到最优。由于设计目标之间往往相互冲突、此消彼长,因此多目标优化是一个比较复杂的问题。常用的优化方法有两类:一类是加权求和法,它是给每个子目标加一个权重然后求和,其实质是将多目标转化为单目标优化的方法;另一类是基于进化算法的方法,如粒子群优化、蚁群优化、遗传算法、协调进化算法等。

优化目标的选择应该遵循设计的需求,并考虑到其他需求的可替代性。常见的优化目标有工作空间优化、减小雅各比矩阵的奇异性、增强负载能力等。由于本书设计的并联机器人参照 SpineAssist 设计,总体尺寸较小,且并联机器人的不足也在于工作空间小,因而为方便使用,考虑使用工作空间作为优化目标。

实际上,并联机器人的工作空间分为位置空间与姿态空间,在三维空间内只能分别求解,位置与姿态空间的综合优化也是一类多目标优化。根据本书提出的广义工作空间的方法,同时考虑位置空间与姿态空间,将广义工作空间作为简化多目标优化为单目标优化的方法,再使用进化算法对目标进行逼近。

6.4.2　粒子群算法

粒子群优化又称粒子群算法,是由 J. Kennedy 和 R. C. Eberhart 等于 1995 年开发的一种演化计算技术,来源于对一个简化社会模型的模拟。其中,"群(swarm)"来源于微粒群,符合 M. M. Millonas 在开发应用于人工生命(artificial life)模型时所提出的群体智能五大基本原则。"粒子(particle)"是一个折中的选择,因为既需要描述出群体中的成员没有质量、没有体积的特性,同时也需要描述其速度和加速状态。

粒子群算法(particle swarm optimization,PSO)最初是为了图形化地模拟鸟群优美而不可预测的运动。通过对动物社会行为的观察,研究者发现在群体中对信息的社会共享为进化提供优势,并以此作为开发算法的基础。继而,通过融入邻域速度匹配、多维搜索和距离相关的加速机制,形成了粒子群算法的最初版本。之后,引入惯性权重 w 来更好地控制开发(exploitation)和探索(exploration),形成了标准版本。为了提高粒子群算法的性能和实用性,中国中山大学、英国格拉斯哥大学等又分别开发了自适应(adaptive PSO)和离散(discrete PSO)版本。

粒子群算法属于万能启发式算法,能够在问题信息有限的情况下,有效地查找具有庞大解空间的问题的候选解,但无法保证其找到的最优解为全局最优解。

在完成一群随机粒子的初始化后,即给粒子一个在解集内随机的赋值,并以此随机值进行优化目标的求解,再通过其迭代方法不断给粒子新的更接近优化目标的解的赋值,当多个粒子的优化迭代趋于一致满足结束条件时,将最优解找出,此为粒子群算法。在每次迭代中,粒子群算法通过设计全局极值和个体极值的影响来完成粒子对上一次迭代解的赋值的更新,即以此粒子来对位置和速度进行更新。其中,全局极值为全部粒子所曾经过的最佳位置中的一个最优的位置,个体极值为一个粒子所曾经过的最佳位置。

在 D 维目标搜索空间中,粒子群落共有 m 个粒子,其中,x_{id} 为第 i 个粒子在第 d 维的位置,v_{id} 为飞行速度,p_{id} 为其现在的最优位置,p_{gd} 是粒子群现在的最优位置。

粒子群算法公式如下:

$$v_{id}^{t+1} = v_{id}^{t} + c_1 r_1 (p_{id} - x_{id}) + c_2 r_2 (p_{gd} - x_{gd}) \tag{6-8}$$

$$x_{id}^{t+1} = x_{id}^{t} + v_{id}^{t+1} \tag{6-9}$$

式中,$i=1,2,\cdots,m$;$d=1,2,\cdots,D$;r_1、r_2 为随机数,服从 $U(0,1)$ 分布;c_1、c_2 分别为自我学习、群体学习的权重,一般取 $c_1=c_2=2$;$v_{id} \in [v_{\min}, v_{\max}]$,由用户设定粒子移动速度的上下限 $v_{\min}$ 和 $v_{\max}$。在达到预定的最小适应度阈值或者最大迭代次数时,停止迭代。

标准粒子群算法的算法流程如下:

(1) 初始化一群微粒(群体规模为 m),包括随机的位置和速度。

(2) 评价每个微粒的适应度。

(3) 对每个微粒,将它的适应值和它经历过的最好位置 pbest 做比较;如果较好,则将其作为当前的最好位置 pbest。

(4) 对每个微粒,将它的适应值和全局所经历过的最好位置 gbest 做比较;如果较好,则重新设置 gbest 的索引号。

(5) 根据式(6-8)更新微粒的速度和位置。

(6) 如未达到结束条件(通常为足够好的适应值或达到一个预设最大迭代次数 $G_{\max}$),回到步骤(2)继续迭代。

粒子群算法适用于多变量、多维度的非线性优化。以并联机器人广义工作空间为目标的优化设计过程中,广义工作空间是通过一个六次方程来获得的,而自变量经过一系列简化有三个维度,分别为上平台半径 R_P,上下平台的虎克铰所在劣弧的角度 φ_B 和 φ_P。针对优化目标为多维非线性方程且约束条件复杂的问题,直接优化无法对约束条件进行精确分析,因此适用于粒子群算法。

6.4.3 结构参数优化

本书设计的并联机器人初始参数为上平台半径 $R_P=60\,\mathrm{mm}$,下平台半径 $R_B=70\,\mathrm{mm}$,虎克铰间角 $30°$,以初始机构参数代入第 3 章中提出的工作空间求解数值方法,求出的位置可达空间体积为 $1207\,\mathrm{mm}^3$。

由于上下平台半径与工作空间体积为正相关,若两半径参数无上限扩大则会导致工作空间体积的结果发散,无法获得优化结果,因此固定下平台半径。将上平台半径、上下虎克铰间的角度作为粒子群初始的三个维度(自变量个数),工作空间作为粒子的位置(因变量),以最大工作空间为目标,粒子群算法经过 17 次的迭代,呈现稳定态势(图 6-3),能够很快地算出,优化后工作空间体积为 $1476\,\mathrm{mm}^3$,提升 22%,上平台半径为 $35.04\,\mathrm{mm}$,上平台虎克铰夹角角度为 $30.8°$,下平台虎克铰夹角角度为 $30.7°$。经圆整后选取上平台半径为 $35\,\mathrm{mm}$,上下平台虎克铰间角为 $30°$,圆整导致的工作空间损失可以忽略。

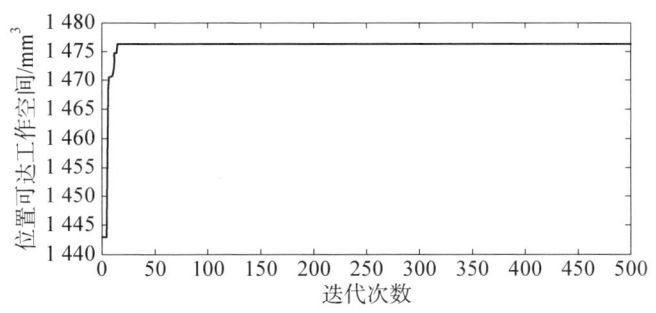

图 6-3 位置可达工作空间优化收敛过程

在基于位置工作空间的优化中,可以观察到上平台半径约为下平台的一半,经过多次不同的初值代入求解,上下平台半径的比例变动不大,仍保持约 1∶2 的比例。

若使用广义工作空间定义进行计算,则在原本是三重循环结构的边界搜索法外层再增加三层循环,高精度条件下计算过程十分漫长。通过 MATLAB 使用矩阵运算代替部分循环结构并同时使用并行计算提高计算效率,在牺牲部分精度的情况下将粒子群算法迭代一次的时间控制在 1h 左右,迭代 17 次后趋于稳定(图 6-4),最终结果为上平台半径为 $35.08\,\mathrm{mm}$,上平台虎克铰夹角角度为 $53.76°$,下平台虎克铰夹角角度为 $39.39°$。

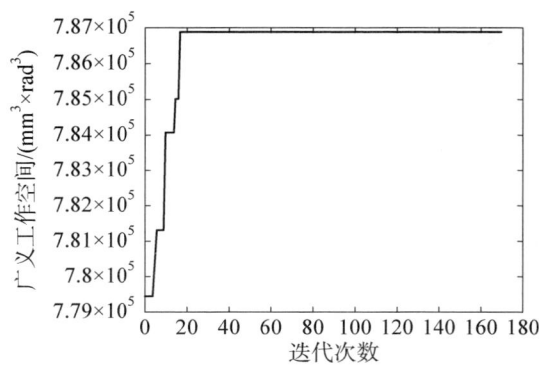

图 6-4　广义工作空间优化收敛过程

上平台半径与基本的位置工作空间优化结果近似而两个角度差异较大，在基本工作空间中近似相等，而在广义工作空间中相差 20°以上。参数优化结果见表 6-2。

表 6-2　参数优化结果

参数	上平台半径/mm	下平台半径/mm	上平台虎克铰间角/(°)	下平台虎克铰间角/(°)
初始参数	60	70	30	30
位置空间	35	70	30	30
广义空间	36	70	54	40

本章对并联机器人设计中的公差分配进行了研究，区别于传统公差分配为二维单尺寸链且一般不考虑形位公差，对三维并联尺寸链的公差分配与精度控制进行了一些尝试，并初步引入了形位公差对尺寸链的影响。

本章在前面几章研究的基础上，提出了并联机器人机构的优化设计方法，其优化目标主要包括工作空间、灵活工作空间、刚度优化及避免奇异位置等。并联机器人相比串联机器人，虽然具有高精度与高刚度的优点，但是其工作空间较小，本章以第 4 章中提出的广义工作空间为目标进行优化，提高了并联机器人的位置空间与姿态空间，并通过粒子群算法实现了这一非线性优化问题的求解。

附录 基于神经网络和对偶四元数的机器人正向运动学求解

第一部分 训练数据生成

```
function bool = datasetGenerate1(pp,bb,h)
%此函数用于产生训练用的数据文件

    Axis=[0,1,2];%旋转轴,xyz
    Theta=pi/6;%旋转角度,弧度表达
    Trans=[0,2,100];%平移向量,xyz
    L= StewartInverseKinematics(Axis,Theta,Trans,pp,bb,h);

num_samples = 1000;
LInput = zeros(num_samples,6);
QOutput = zeros(num_samples,8);

    %第一段数据,转轴不变,Trans不变,角度由0~pi/3
    %100个数据
    Axis=[0,0,2];
    Theta=0:pi/300:pi/3;
    Trans=[0,0,80];
    for i=1:length(Theta)
        [LInput(i,:), QOutput(i,:)] = StewartInverseKinematics(Axis,Theta(i),Trans,pp,bb,h);
    end
    %第二段数据,转轴不变,Trans改变,角度不变
    %100个
```

```
Axis=[1,0,2];
t0=0:0.01:10;
t1=0:0.02:20;
t2=50:0.1:150;
Trans = cat(2,t0',t1',t2');
Theta=pi/3;
for j=1:size(Trans,1)
    [LInput(i+j,:),QOutput(i+j,:)]= StewartInverseKinematics(Axis,Theta,Trans(j,:),pp,bb,h);
end
i=i+j;

%这两段的动作可以是连续的
%第三段,转轴改变,角度和位移不变
%100个
a0=0:0.01:1;
a1=1:0.01:2;
a2=2:-0.02:0;
Axis= cat(2,a0',a1',a2');
Trans=[10,20,200];
Theta=pi/3;
for j=1:size(Axis,1)
    [LInput(i+j,:),QOutput(i+j,:)]= StewartInverseKinematics(Axis(j,:),Theta,Trans,pp,bb,h);
end
i=i+j;


%第四段
%200个
alpha=0:pi/100:2*pi;
a0=cos(alpha);
a1=sin(alpha);
a2=2*ones(length(alpha));
```

附　录　基于神经网络和对偶四元数的机器人正向运动学求解

```
        Axis= cat(2,a0',a1',a2');
        Trans=[10,20,150];
        Theta=-pi/3:pi/300:pi/3;
        for j=1:size(Axis, 1)
            [LInput(i+j,:),QOutput(i+j,:)]=StewartInverseKinematics(Axis(j,:),Theta(j),Trans,pp,bb,h);
        end
    i=i+j;
        %第五段
        %200 个
        alpha=0:pi/100:2*pi;
        a0=cos(alpha);
        a1=sin(alpha);
        a2=1*ones(length(alpha));
        Axis= cat(2,a0',a1',a2');
        Trans=[10,20,90];
        Theta=-pi/3:pi/300:pi/3;
        for j=1:size(Axis, 1)
%           [LInput(i+j,:),QOutput(i+j,:)]=StewartInverseKinematics(Axis(j,:),Theta(j),Trans,pp,bb,h);
            [LInput(i+j,:),QOutput(i+j,:)]=StewartInverseKinematics(Axis(j,:),0,Trans,pp,bb,h);
        end
    i=i+j;
        %第六段
        %295
        alpha=linspace(-pi/2,pi,295);
        a0=cos(alpha);
        a1=sin(alpha);
        a2=3*ones(length(alpha));
        Axis= cat(2,a0',a1',a2');
        Trans=[10,20,88];
```

```
            Theta = linspace(-pi/4,pi/3,295);
        for j=1:size(Axis,1)
            [LInput(i+j,:),QOutput(i+j,:)] = StewartInverseKine
matics(Axis(j,:),Theta(j),Trans,pp,bb,h);
        end
    i=i+j;
        save('data.mat','LInput','QOutput');

        %第七段用于测试:
        alpha=linspace(-pi/2,pi,200);
        a0=cos(alpha);
        a1=sin(alpha);
        a2=5*ones(length(alpha));
        Axis= cat(2,a0',a1',a2');
        Trans=[10,20,152];
        Theta = linspace(-pi/4,pi/3,200);
        L0=zeros(200,6);
        Q0=zeros(200,8);
        for j=1:200
            [L0(j,:),Q0(j,:)]=StewartInverseKinematics(Axis(j,:),
Theta(j),Trans,pp,bb,h);
        end
        save('data.mat','L0','Q0');
end
```
生成了2000组训练数据,并且存储在了'data.mat'中,用于神经网络的训练。

第二部分 网络训练

```
    function net = train(data)
    %此函数用于产生求解平台正解需要的网络
        load data;
```

% 显示加载的数据集大小
disp(size(LInput));
disp(size(QOutput));
[trainInd,valInd,testInd] = dividerand(size(LInput,1),0.7,0.15,0.15);
LTrain=LInput(trainInd,:);
QTrain=QOutput(trainInd,:);

LVal=LInput(valInd,:);
QVal=QOutput(valInd,:);

LTest=LInput(testInd,:);
QTest=QOutput(testInd,:);

hiddenLayerSize = [15,10]; % 两个隐藏层
net = feedforwardnet(hiddenLayerSize);
% 设置每一层的激活函数
net.layers{1}.transferFcn = 'logsig'; % 设置第一个隐藏层的激活函数为逻辑 sigmoid 函数
net.layers{2}.transferFcn = 'tansig'; % 设置第二个隐藏层的激活函数为双曲正切 sigmoid 函数
net.layers{3}.transferFcn = 'purelin'; % 设置输出层的激活函数为线性函数

% 显示网络结构
view(net);
net.divideParam.trainRatio = 0.7;
net.divideParam.valRatio = 0.15;
net.divideParam.testRatio = 0.15;
net.trainParam.epochs = 100;
[net,tr] = train(net,LInput',QOutput');

```
load("data1.mat");
outputs = net(L0');
errors = (outputs - Q0');
norms = vecnorm(errors);
plot(norms);
```

% 显示结果
end
生成输入层-隐藏层-隐藏层-输出层的网络,并经过训练

第三部分　运动学正解

function [q bool] = QuternionStewartKine(qac,net,pp,bb)
%P 是列向量,上平台原点坐标
%Angle 行向量,上平台欧拉角
%bool=1 代表求解成功
%qac 是输入连杆长度,为六维向量
%net 是上一环节得到的网络
%pp,bb 分别是上下平台关节坐标,均为 6 个三维向量,是与平台结构相关的常量。
　　global callIndexallLogData;
%在向量前面补 0,构造成纯虚四元数
　　pp = double([zeros(size(pp,1),1),pp]);
　　bb = double([zeros(size(bb,1),1),bb]);
%列出方程组
　　fun = @(x)[
qac(1)^2 - dot(x(5:8), x(5:8)) - dot(pp(1,:), pp(1,:)) - dot(bb(1,:), bb(1,:))...
　　　　- 2 * dot(quaternionProduct(x(1:4), pp(1,:)), x(5:8))...
　　　　+ 2 * dot(quaternionProduct(bb(1,:), x(1:4)), x(5:

8))...

　　　　　　　　＋2 * dot(quaternionProduct(x(1:4), pp(1, :)), quaternionProduct(bb(1,:), x(1:4)));

　qac(2)^2 − dot(x(5:8), x(5:8)) − dot(pp(2, :), pp(2, :)) − dot(bb(2,:), bb(2,:))...

　　　　　　　　−2 * dot(quaternionProduct(x(1:4), pp(2, :)), x(5:8))...

　　　　　　　　＋2 * dot(quaternionProduct(bb(2,:), x(1:4)), x(5:8))...

　　　　　　　　＋2 * dot(quaternionProduct(x(1:4), pp(2, :)), quaternionProduct(bb(2,:), x(1:4)));

　qac(3)^2 − dot(x(5:8), x(5:8)) − dot(pp(3, :), pp(3, :)) − dot(bb(3,:), bb(3,:))...

　　　　　　　　−2 * dot(quaternionProduct(x(1:4), pp(3, :)), x(5:8))...

　　　　　　　　＋2 * dot(quaternionProduct(bb(3,:), x(1:4)), x(5:8))...

　　　　　　　　＋2 * dot(quaternionProduct(x(1:4), pp(3, :)), quaternionProduct(bb(3,:), x(1:4)));

　qac(4)^2 − dot(x(5:8), x(5:8)) − dot(pp(4, :), pp(4, :)) − dot(bb(4,:), bb(4,:))...

　　　　　　　　−2 * dot(quaternionProduct(x(1:4), pp(4, :)), x(5:8))...

　　　　　　　　＋2 * dot(quaternionProduct(bb(4,:), x(1:4)), x(5:8))...

　　　　　　　　＋2 * dot(quaternionProduct(x(1:4), pp(4, :)), quaternionProduct(bb(4,:), x(1:4)));

　qac(5)^2 − dot(x(5:8), x(5:8)) − dot(pp(5, :), pp(5, :)) − dot(bb

$$(5,:),bb(5,:))\ldots$$
$$-2*\text{dot}(\text{quaternionProduct}(x(1:4),pp(5,:)),x(5:8))\ldots$$
$$+2*\text{dot}(\text{quaternionProduct}(bb(5,:),x(1:4)),x(5:8))\ldots$$
$$+2*\text{dot}(\text{quaternionProduct}(x(1:4),pp(5,:)),\text{quaternionProduct}(bb(5,:),x(1:4)));$$

$$qac(6)\hat{\ }2-\text{dot}(x(5:8),x(5:8))-\text{dot}(pp(6,:),pp(6,:))-\text{dot}(bb(6,:),bb(6,:))\ldots$$
$$-2*\text{dot}(\text{quaternionProduct}(x(1:4),pp(6,:)),x(5:8))\ldots$$
$$+2*\text{dot}(\text{quaternionProduct}(bb(6,:),x(1:4)),x(5:8))\ldots$$
$$+2*\text{dot}(\text{quaternionProduct}(x(1:4),pp(6,:)),\text{quaternionProduct}(bb(6,:),x(1:4)));$$

$$1-\text{dot}(x(1:4),x(1:4));$$
$$0-\text{dot}(x(1:4),x(5:8));$$
];

options = optimoptions('fsolve', 'OutputFcn', @(x, optimValues, state) outputFunction(x, optimValues, state), 'MaxFunctionEvaluations', 20000, 'Algorithm', ...
'trust-region-reflective', 'MaxIterations', 4000, 'FunctionTolerance', 1e-20, 'OptimalityTolerance', 1e-20);
% 初始猜测值
tic;
%利用网络猜测迭代初始值
outputs = net(qac);
x_sol = fsolve(fun, outputs', options);
Net_and_solve_time=toc;

```
allLogData{callIndex}.Net_and_solve=Net_and_solve_time;
%      x_sol=x_sol';%如果用 levenberg-marquardt 需要这一句
    [isUnit,isZero]=isUnitDualQuaternion(x_sol)
    [axis,theta,trans]=reverseConfigDualQuaternion(x_sol);

  q=zeros(1,8);
  %判断结果是否满足对偶四元数约束
    if isUnit==1&&isZero==1
%           StewartShow(x_sol);
        if norm(theta)<=2*pi/3&&trans(3)>=0

            q=x_sol;
            bool=1;
        else
disp('非工作空间解');
            bool=0;
        end
    else
disp('非对偶四元数解');
        bool=0;
    end

end

对偶四元数转化为位移和旋转轴+旋转角度
function [axis,theta,trans] = reverseConfigDualQuaternion（configdualQuaternion）
    % configdualQuaternion：输入的对偶四元数

    % 提取实部
realPart = configdualQuaternion(1:4);
```

```
% 计算旋转轴和旋转角度
theta = 2 * atan2(norm(realPart(2:4)), realPart(1));
%axis = [realPart(2),realPart(3),realPart(4)] / sin(theta / 2);
axis = realPart(2:4)/norm(realPart(2:4));

% 提取对偶部分
dualPart = configdualQuaternion(5:8);

% 计算平移向量
temp = quatmultiply(dualPart,quatconj(realPart));
trans=temp(2:4);

% 如果旋转角度大于180度,则将其调整为负角度

end
```

第四部分　运动学逆解

```
function [L,Q] = IvKinematics(P,AngleOrRotMat,bT,aB)
    % Initialize L and Q
    L = zeros(6,1);    % Vector representing lengths of six links
    Q = zeros(3,6);    % Each column represents the direction of a link, as a unit vector

    % Check if AngleOrRotMat is Euler angles or a rotation matrix
    if isvector(AngleOrRotMat) && length(AngleOrRotMat) == 3%默认为行向量,列向量报错
        % If it's a vector of length 3, assume it's Euler angles (ZYX order)
        RotMat = eul2rotm(AngleOrRotMat, 'XYZ'); % Convert Euler angles to rotation matrix
    elseif ismatrix(AngleOrRotMat) && all(size(AngleOrRotMat) =
```

```
                    = [3, 3])
                % If it's a 3x3 matrix, assume it's a rotation matrix
        RotMat = AngleOrRotMat;
            else
                error('Second input must be either a 3-element vector of Euler angles or a 3x3 rotation matrix.');
            end

            % Compute the link lengths and directions
            for i = 1:6
                qi = P + RotMat * bT(i, :)' - aB(i, :)';
                L(i) = norm(qi);
                Q(:, i) = qi / norm(qi);
            end
        end
```

根据旋转轴,旋转角度和上平台原点位移构造对偶四元数

```
        function [axis, theta, trans] = reverseConfigDualQuaternion(configdualQuaternion)
            % configdualQuaternion: 输入的对偶四元数

            % 提取实部
            realPart = configdualQuaternion(1:4);

            % 计算旋转轴和旋转角度
            theta = 2 * atan2(norm(realPart(2:4)), realPart(1));
            %axis = [realPart(2), realPart(3), realPart(4)] / sin(theta / 2);
            axis = realPart(2:4)/norm(realPart(2:4));

            % 提取对偶部分
            dualPart = configdualQuaternion(5:8);

            % 计算平移向量
```

temp＝quatmultiply(dualPart,quatconj(realPart));
trans＝temp(2:4);

％ 如果旋转角度大于180度,则将其调整为负角度

end

参考文献

[1] Oppenheimer J H, DeCastro I, Mcdonnell D. Minimally invasive spine technology and minimally invasive spine surgery: a historical review [J]. Neurosurgical Focus, 2009, 27(3):E9, 1-15.

[2] Smith L, Garvin P J, Gesler R M, et al. Enzyme dissolution of the nucleus pulposus [J]. Nature, 1963(198):1311-1312.

[3] Hijikata S. Percutaneous nucleotomy: a new concept technique and 12 years' experience [J]. Clinical Orthopaedics and Related Research, 1989(238):9-23.

[4] Kambin P, Gellman H. Percutaneous lateral discectomy of the lumbar spine: a preliminary report [J]. Clinical Orthopaedics and Related Research, 1983(174):127-132.

[5] Ascher P W, Heppner F. CO_2 - lazer in neurosurgery [J]. Neurosurgical Review, 1984(7):123-133.

[6] Onik G, Helms C A, Ginsburg L, et al. Percutaneous lumbar discectomy using a new aspiration probe: porcine and cadaver model [J]. Radiology, 1985(155):251-252.

[7] Kambin P, Brager M D. Percutaneous posterolateral discectomy. Anatomy and mechanism [J]. Clinical Orthopaedics and Related Research, 1987(223):145-154.

[8] Sautot P, Cinquin P, Lavallée S, et al. Computer assisted spine surgery: a first step toward clinical, application in orthopaedics [C]// 1992 14th Annual International Conference of the IEEE Engineering in Medicine and Biology Society. Paris, 1992:1071-1072.

[9] Dreval' O N, Rynkov I P, Kasparova K A, et al. Results of using SpineAssist Mazor in surgical treatment of spine disorders [J]. Zh Vopr Neirokhir Im N N

Burdenko, 2014, 78(3):14-20.

[10] Lieberman I H, Togawa D, Kayanja M M, et al. Bone-mounted miniature robotic guidance for pedicle screw and translaminar facet screw placement: part 1 — technical development and a test case result [J]. Neurosurgery, 2006, 59(3):641-650.

[11] Togawa D, Kayanja M M, Reinhardt M K, et al. Bone-mounted miniature robotic guidance for pedicle screw and translaminar facet screw placement: part 2 — evaluation of system accuracy [J]. Operative Neurosurgery, 2007, 60(suppl 2):129-139.

[12] Ringel F, Stüer C, Reinke A, et al. Accuracy of robot-assisted placement of lumbar and sacral pedicle screws: a prospective randomized comparison to conventional freehand screw implantation [J]. Spine, 2012, 37(8): E495-E501.

[13] Devito D P, Kaplan L, Dietl R, et al. Clinical acceptance and accuracy assessment of spinal implants guided with SpineAssist surgical robot: retrospective study [J]. Spine, 2010, 35(24):2109-2115.

[14] Fiani B, Quadri S A, Farooqui M, et al. Impact of robot-assisted spine surgery on health care quality and neurosurgical economics: a systemic review [J]. Neurosurgical Review, 2020, 43(1):17-25.

[15] Hu X, Ohnmeiss D D, Lieberman I H. Robotic-assisted pedicle screw placement: lessons learned from the first 102 patients [J]. European Spine Journal, 2013, 22(3):661-665.

[16] Kim H J, Lee S H, Chang B S, et al. Monitoring the quality of robot-assisted pedicle screw fixation in the lumbar spine by using a cumulative summation test [J]. Spine, 2015, 40(2):87-94.

[17] Joseph J R, Smith B W, Liu X, et al. Current applications of robotics in spine surgery: a systematic review of the literature [J]. Neurosurgical Focus, 2017, 42(5): E2.

[18] Khan A, Meyers J E, Siasios I, et al. Next-generation robotic spine surgery: first report on feasibility, safety, and learningcurve [J]. Operative Neurosurgery, 2019, 17(1):61-69.

[19] Lonjon N, Chan-Seng E, Costalat V, et al. Robot-assisted spine surgery: feasibility study through a prospective case-matched analysis [J]. European Spine Journal, 2016, 25(3):947-955.

[20] Overley S C, Cho S K, Mehta A I, et al. Navigation and robotics in spinal surgery: where are we now?[J]. Neurosurgery, 2017,80(3S): S85‒S99.

[21] Chenin L, Peltier J, Lefranc M. Minimally invasive transforaminal lumbar interbody fusion with the ROSA™ Spine robot and intraoperative flat-panel CT guidance [J]. Acta Neurochirurgica, 2016,158(6):1124‒1128.

[22] Lefranc M, Peltier J. Evaluation of the ROSA™ Spine robot for minimally invasive surgical procedures [J]. Expert Review of Medical Eevices, 2016, 13(10):899‒905.

[23] Nuzzi R, Brusasco L. State of the art of robotic surgery related to vision: brain and eye applications of newly available devices [J]. Eye and Brain, 2018, 10:13.

[24] Lanfranco A R, Castellanos A E, Desai J P, et al. Robotic surgery: a current perspective [J]. Annals of Surgery, 2004,239(1):14.

[25] Hicks J M, Singla A, Shen F H, et al. Complications of pedicle screw fixation in scoliosis surgery: a systematic review [J]. Spine, 2010, 35(11): E464‒E470.

[26] Beutler W J, Peppelman Jr W C, DiMarco L A. The da Vinci robotic surgical assisted anterior lumbar interbody fusion: technical development and case report [J]. Spine, 2013,38(4):355‒363.

[27] Moskowitz R M, Young J L, Box G N, et al. Retroperitoneal transdiaphragmatic robotic-assisted laparoscopic resection of a left thoracolumbar neurofibroma [J]. Journal of the Society of Laparoendoscopic Surgeons, 2009,13(1):64‒68.

[28] Yang M S, Kim K N, Kim H, et al. Robot-assisted anterior lumbar interbody fusion in a Swine model in vivo test of the da vinci surgical-assisted spinal surgery system [J]. Spine, 2011,36(2): E139‒E143.

[29] Theodore N, Ahmed A K. The history of robotics in spine surgery [J]. Spine, 2018,43(7S): S23.

[30] Satava R M. Surgical robotics: the early chronicles: a personal historical perspective [J]. Surgical Laparoscopy Endoscopy and Percutaneous Techniques, 2002,12(1):5‒15.

[31] Bertelsen A, Melo J, Sánchez E, et al. A review of surgical robots for spinal interventions [J]. The International Journal of Medical Robotics and Computer Assisted Surgery, 2013,9(4):407‒422.

[32] Lee J Y K, Bhowmick D A, Eun D D, et al. Minimally invasive, robot-

assisted, anterior lumbar interbody fusion: a technical note [J]. Journal of Neurological Surgery Part A: Central European Neurosurgery, 2013,74(4): 258-261.

[33] Perez-Cruet M J, Welsh R J, Hussain N S, et al. Use of the da Vinci minimally invasive robotic system for resection of a complicated paraspinal schwannoma with thoracic extension: case report [J]. Operative Neurosurgery, 2012,71(suppl 1): E209-E214.

[34] Zygourakis C C, Ahmed A K, Kalb S, et al. Technique: open lumbar decompression and fusion with the Excelsius GPS robot [J]. Neurosurgical Focus, 2018,45(videosuppl 1): V5.

[35] Krieg S M, Meyer B. First experience with the jump-starting robotic assistance device Cirq [J]. Neurosurgical Focus, 2018,45(videosuppl 1): V3.

[36] Chung G B, Kim S, Lee S G, et al. An image-guided robotic surgery system for spinal fusion [J]. International Journal of Control, Automation and Systems, 2006,4(1):30-41.

[37] Lee J, Hwang I, Kim K, et al. Cooperative robotic assistant with drill-by-wire end-effector for spinal fusion surgery [J]. Indust Robot International Journal, 2009,36(1):60-72.

[38] Kim S, Chung J, Yi B J, et al. An assistive image-guided surgical robot system using O-arm fluoroscopy for pedicle screw insertion: preliminary and cadaveric study [J]. Neurosurgery, 2010,67(6):1757-1766.

[39] Boschetti G, Rosati G, Rossi A. A haptic system for robotic assisted spine surgery [C]//Proceedings of IEEE Conference on Control Applications, 2005 (CCA 2005):19-24.

[40] Rosati G, Rossi A, Boschetti G, et al. First experimental results of an integrated robotic system for haptic teleoperation [C]//IEEE International Symposium on Industrial Electronics. Vigo, 2007:3138-3143.

[41] Jin H, Wang L, Hu Y, et al. Design and control strategy of robotic spinal surgical system [C]//IEEE/ICME International Conference on Complex Medical Engineering. Harbin, 2011:627-632.

[42] Jin H, Hu Y, Li F, et al. Safety design and control algorithm for robotic spinal surgical system [C]//First International Conference on Robot, Vision and Signal Processing. Shenzhen: IEEE, 2011:190-194.

[43] Kantelhardt S R, Martinez R, Baerwinkel S, et al. Perioperative course and

accuracy of screw positioning in conventional, open robotic-guided and percutaneous robotic-guided, pedicle screw placement [J]. European Spine Journal, 2011, 20(6): 860-868.

[44] 中国新闻网. 世界首台脊柱微创手术机器人投入临床试验[EB/OL]. (2010-07-12)[2025-03-28]. https://www.chinanews.com.cn/tp/2010/07-12/2397106.shtml.

[45] 科学网. 我国成功研制首台骨科手术机器人样机[EB/OL]. (2010-11-10)[2025-03-28]. https://news.sciencenet.cn/htmlnews/2010/11/240000.shtm.

[46] 北京日报. 北京积水潭医院运用机器人成功完成复杂骨科手术[N/OL]. (2015-08-17)[2025-03-28]. https://news.hsw.cn/system/2015/0817/292497.shtml.

[47] 章仁杰,申才良,张华庆,等. 骨科机器人辅助胸腰椎椎弓根螺钉内固定位置不良原因分析[J]. 颈腰痛杂志, 2019, 40(5): 577-582.

[48] 郭保强. 基于3-RPS并联机构的微创脊柱手术导引器系统设计及研究[D]. 哈尔滨: 哈尔滨工业大学, 2013.

[49] 杜海龙. 智能骨科辅助手术设备的研发与应用示范[D]. 北京: 中国人民解放军医学院, 2014.

[50] 张英驰. 脊柱微创手术机器人的关键技术研究[D]. 上海: 上海应用技术大学, 2019.

[51] 程世利,吴洪涛,姚裕,等. 6-SPS并联机构运动学正解的一种解析化方法[J]. 机械工程学报, 2010, 46(9): 26-31.

[52] 陈天雄. Newton迭代法的应用研究[J]. 荆楚理工学院学报, 2010(7): 42-45.

[53] 李盼池. 过程神经网络模型及学习算法研究[D]. 大庆: 大庆石油学院, 2004.

[54] Lazard D, Merlet J P. The (true) Stewart platform has 12 configurations [C]//IEEE International Conference on Robotics and Automation, 1994.

[55] Hunt K H, Primrose E J F. Assembly configurations of some in-parallel-actuated mainpulators [J]. Mechanism and Machine Theory, 1993, 115(2): 277-282.

[56] Ragghavan M. The Stewart platform of general geometry has 40 configurations [J]. Journal of Mechanical Design, 1993, 115(2): 277-282.

[57] Zhang C D, Song S M. Forward position analysis of nearly general Stewart platforms [J]. Journal of Mechanical Design, 1994(116): 54-60.

[58] Huang X G, Liao Q Z, Wei S M. Closed-form forward kinematics for a symmetrical 6-6 Stewart platform using algebraic elimination [J]. Mechanism

and Machine Theory,2010,45(2):327-334.
- [59] 刘玉斌,赵杰,杨永刚,等.一种新型6-PRRS并联机器人正解研究[J].机械设计与制造,2007(6):145-146.
- [60] 陈学生,陈在礼,孔民秀,等.基于神经网络的6-SPS并联机器人正运动学精确求解[J].哈尔滨工业大学学报,2002(1):120-124.
- [61] 赵新华,彭商贤,张伟军,等.一种分析并联机器人位置正解的高效算法[J].天津大学学报,2000,33(2):134-137.
- [62] 弓瑞,汪首坤,黄小天.基于遗传-迭代算法的运动平台位置正解[J].液压与气动,2016(8):102-107.
- [63] 吴占雨.基于改进遗传-蚁群算法的机载相控阵雷达隔振Stewart平台运动学位置解法研究[D].合肥:合肥工业大学,2015.
- [64] 王启明,苏建,张兰,等.基于L-M算法的正交Stewart平台位姿正解的初值补偿[J].吉林大学学报(工学版),2017,47(1):97-104.
- [65] 方义圣.六自由度并联脊柱手术机器人的设计与优化[D].上海:上海应用技术大学,2021.
- [66] 杨小龙.六自由度并联机器人运动学、动力学与主动振动控制研究[D].南京:南京航空航天大学,2018.